若手 Dr & DH のための
全身疾患別で学ぶ
くすりの知識

【監修】金子明寛 東海大学医学部
【執筆】川辺良一 大船中央病院

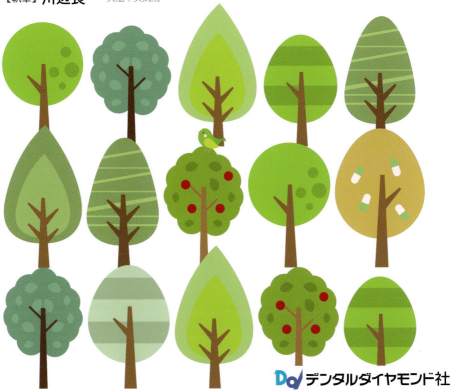

デンタルダイヤモンド社

はじめに

　超高齢社会に突入したわが国では、全身疾患を抱える方が今後ますます増加することが見込まれます。各種医療機関の中でも、とくに患者さんとの距離が近い開業歯科医院では、来院する患者さんの全身疾患について、歯科医師や歯科衛生士が最低限の知識をもち合わせていることは、いままで以上に必要不可欠であるといえるでしょう。加えて、患者さんがそれらの疾患の治療において投薬されているくすりに関する知識も求められます。
　つまり、
「歯科医師になってまだ日が浅いから」
「歯科衛生士だから」
などを理由に、「自分に全身疾患やそのくすりに関する知識がなくても仕方がない」ということには、一切なりません。

　本書は、全身疾患をまず目で見てすぐに理解しやすいように、疾患の特徴をイラストを用いて解説したり、歯科治療時において注意すべきポイントをまとめたりと、多くの方にとってわかりやすい工夫を施しています。そして、遭遇頻度の高い全身疾患を中心にまとめているため、臨床の場ですぐに役立つことを実感していただける構成になっています。
　全身疾患やくすりについて、系統立てて学びたい方、すでにある知識を確認してアップデートしたい方、学ぶ必要性を感じつつも先延ばしにしていた方など、どなたにとっても参考となる1冊にまとまっています。どうぞ本書を側に備え、日々の診療にお役立てください。

デンタルダイヤモンド社　編集部

CONTENTS

はじめに …………………………………………………… 3

1章 代謝性疾患

骨粗鬆症 ………………………………………………… 8
糖尿病 …………………………………………………… 14
甲状腺疾患 ……………………………………………… 20

2章 循環器疾患

高血圧症 ………………………………………………… 28
不整脈 …………………………………………………… 34
虚血性心疾患─狭心症と心筋梗塞 …………………… 40
慢性腎臓病（CKD）……………………………………… 46

3章 脳神経疾患

脳卒中 …………………………………………………… 52
認知症 …………………………………………………… 58
パーキンソン病 ………………………………………… 64
てんかん ………………………………………………… 70
頭痛 ……………………………………………………… 76
睡眠障害 ………………………………………………… 82
うつ病 …………………………………………………… 88

topic ❶ 統合失調症 ……………………………………… 92

4章 消化器疾患

- 肝炎・肝硬変 …………………………………… 96
- 消化性潰瘍 …………………………………… 102
- 腸疾患 …………………………………… 108

5章 呼吸器疾患

- 肺炎 …………………………………… 116
- 喘息 …………………………………… 120
- COPD（慢性閉塞性肺疾患）…………………………………… 126

6章 アレルギー・自己免疫疾患

- アレルギー疾患 …………………………………… 134
- 膠原病 …………………………………… 140

7章 血液疾患・腫瘍

- 貧血 …………………………………… 146
- がん …………………………………… 152

- topic ❷ 女性ホルモン療法 …………………………………… 160
- topic ❸ 歯科における薬（文責：金子明寛）…………………………………… 164

- おわりに …………………………………… 168

1章 代謝性疾患

骨粗鬆症……………………… 8
糖尿病………………………… 14
甲状腺疾患…………………… 20

01 骨粗鬆症

　骨粗鬆症は、骨の代謝バランスが崩れ、骨形成よりも骨破壊が上回る状態が続き、骨の強度が低下した状態のことをいいます。転倒などの軽い衝撃でも骨折しやすく、要介護や寝たきりになりやすいことが問題となります。

　日本国内では、約1,200万人の患者がいると推定されています。そのうち約900万人は女性患者で、閉経により女性ホルモンのエストロゲンが減少することで骨量が減少する、閉経後の骨粗鬆症が多いとされています。

症状

　図1に、骨粗鬆症の症状を示します。転倒や軽い衝撃での骨折を脆弱性骨折と呼びます。骨粗鬆症での代表的な脆弱性骨折には、大腿骨頸部骨折と椎体骨折があります（図2）。

原因と危険因子

　骨は、骨芽細胞によって骨形成されると同時に破骨細胞によって骨吸収され、常に新しく作り直される"リモデリング"を繰り返しています。通常、骨吸収と新たな骨形成のバランスが保たれています。しかし、骨吸収が上回った状態が続くと骨量が減少してしまい、その結果、骨が脆くなって骨折のリスクが増す骨粗鬆症となります。

　骨粗鬆症は、遺伝や生活習慣などの多因子が関

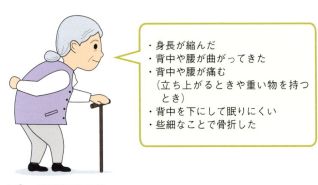

図❶　骨粗鬆症の症状

・身長が縮んだ
・背中や腰が曲がってきた
・背中や腰が痛む
　（立ち上がるときや重い物を持つとき）
・背中を下にして眠りにくい
・些細なことで骨折した

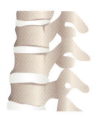 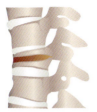

左：正常な椎骨。右：椎体骨折。椎体は、脊柱を構成する椎骨の前部を占める半円形の部分。その骨折は、胸椎と腰椎の移行部（胸腰移行部）に生じることが多く、圧迫骨折とも呼ばれる。多発性に生じると背中が丸くなり、身長が低くなる

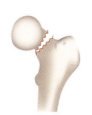 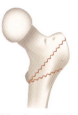

左：大腿骨頸部骨折。右：大腿骨転子部骨折。これら2つを併せて「大腿骨近位部骨折」、もしくは「大腿骨頸部骨折」と呼ばれる。骨折の治療には手術とリハビリテーションが必要

図❷　椎体骨折と大腿骨頸部骨折

表❶ 原発性骨粗鬆症の危険因子

除去し得ない危険因子	除去し得る危険因子
加齢	カルシウム不足
性（女性）	ビタミンD不足
人種	ビタミンK不足
家族歴	リンの過剰摂取
遅い初経	食塩の過剰摂取
早期閉経	極端な食事制限（ダイエット）
過去の骨折	運動不足
	日照不足
	喫煙
	過度の飲酒
	多量のコーヒー

表❷ 骨粗鬆症の検査

- 病歴聴取
- 身体診察
- 骨密度の測定
  - DXA法（エネルギーの低い2種類のX線を使って測定）
  - 超音波法
- X線検査
- 骨代謝マーカー（血液・尿検査）
- 骨質マーカー

表❸ 原発性骨粗鬆症の診断基準

Ⅰ．脆弱性骨折あり
　1．椎体骨折または大腿骨近位部位骨折あり
　2．その他の脆弱性骨折あり、骨密度がYAMの80％未満

Ⅱ．脆弱性骨折なし
　骨密度がYAM*の70％以下または－2.5SD以下

＊YAM：若年成人平均値（腰椎では20〜44歳、大腿骨近位部では20〜29歳）

与して発症する疾患です。その危険因子には、加齢・性（女性）といった除去し得ない因子と、生活習慣にかかわるもので努力によって除去し得る因子があります（**表1**）。

骨粗鬆症では、体の生理的変化に伴って引き起こされる前述のような原発性骨粗鬆症がほとんどを占めます。その他にも、内分泌疾患や関節リウマチなどの病気、薬の副作用、とくにステロイドの長期投与が原因となって生じる続発性骨粗鬆症があります。

検査と診断

骨粗鬆症の検査には、**表2**のような検査があります。

原発性骨粗鬆症の診断には、脆弱性骨折の有無と、若年成人の骨密度の平均値と標準偏差が基準として用いられます（**表3**）。

骨密度においては、骨粗鬆症に至らない「骨量の減少」でも、脆弱性骨折は起こります。骨折発生の危険度の評価には、WHO（世界保健機関）が

開発したFRAX（Fracture Risk Assessment Tool：骨折リスク評価ツール）が用いられています。

予防

骨粗鬆症の予防には、カルシウムの摂取とともに、その吸収を効率よくするために、ビタミンDなどのさまざまな栄養素が必要となります。そのため、規則正しく、バランスのとれた食事と牛乳・乳製品の摂取が大切です。こうした食生活と日光浴に加えて、ウォーキングや筋力トレーニングなど骨に刺激が加わる運動が推奨されています。

治療

骨粗鬆症自体の治療の中心は薬物療法です。使用される薬は、薬理作用によって以下の3つに大別されます。

1．腸管からのカルシウム吸収量を増やす
　カルシウム製剤、活性型ビタミンD_3製剤

2．骨の形成を促進する
　活性型ビタミンD_3製剤、ビタミンK_2製剤
　副甲状腺ホルモン製剤（テリパラチド）

☞ **PICK UP「活性型ビタミンD_3製剤」**
　摂取したカルシウムの腸管からの吸収を増す作用と、カルシウムが効率よく骨に使われるように、骨形成と骨吸収のバランスを調整する作用があります。

3．骨吸収を抑制する
　ビスホスホネート製剤、選択的エストロゲン受容体モジュレーター製剤（SERM）、カルシトニン製剤、ヒト型抗RANKLモノクローナル抗体製剤

☞ **PICK UP「ビスホスホネート製剤」**
　破骨細胞に作用し、骨吸収を抑制することにより、骨密度を増やす作用があります。複数の種類があって有効性が高いため、現在最も使用されています。

☞ **PICK UP「選択的エストロゲン受容体モジュレーター製剤（SERM）」**
　骨に対してはエストロゲンと同じ作用を有するものの、子宮や乳房に対して影響を及ぼさないため、エストロゲン減少に起因する閉経後骨粗鬆症に用いられます。

　現在、服薬しやすいように、投与間隔や剤型に工夫が加えられた薬の開発が進められています。たとえば、ビスホスホネート製剤では、従来の週1回服用の他に、4週1回や1年1回製剤が用いられるようになっています。また、デノスマブは6ヵ月に1回、皮下投与します。高齢者に向けては、嚥下しやすい経口ゼリー製剤も用いられています（**表4**）。

歯科治療時の注意点

1．歯科医院受診時は全身状態に配慮して、患者さんの誘導、治療ユニットへの移動や治療時の姿勢にも注意します。
2．骨粗鬆症においては顎骨も骨量が減少します。とくに閉経後の骨粗鬆症においては、歯周病が進行しやすいとされています。

表❹　骨粗鬆症で使用される主な治療薬

分類	薬物名	商品名（先発医薬品）	剤型
カルシウム製剤	L-アスパラギン酸カルシウム	アスパラ-CA	錠
活性型ビタミンD₃製剤	アルファカルシドール	アルファロール	錠①、内用液
		ワンアルファ	カプセル、内用液、散
	カルシトリオール	ロカルトロール	カプセル、注
ビタミンK₂製剤	メナテトレノン	グラケー	カプセル
副甲状腺ホルモン製剤	テリパラチド	フォルテオ	皮下注
カルシトニン製剤	エルカトニン	エルシトニン	注
ビスホスホネート製剤	エチドロン酸	ダイドロネル	錠
	アレンドロン酸	フォサマック	錠
		ボナロン	錠、経口ゼリー②、点滴静注
	リセドロン酸	アクトネル	錠
		ベネット	錠③
	ミノドロン酸	ボノテオ	錠
		リカルボン	錠④
	ゾレドロン酸	リクラスト	点滴静注液
SERM	ラロキシフェン	エビスタ	錠⑤
	バゼドキシフェン	ビビアント	錠
ヒト型抗RANKLモノクローナル抗体製剤	デノスマブ	プラリア	皮下注

＊ジェネリック薬品の商品名は、薬物名剤型の後ろに会社名がつくのが一般的
例）アレンドロン酸では、アレンドロン酸錠5mg「テバ」

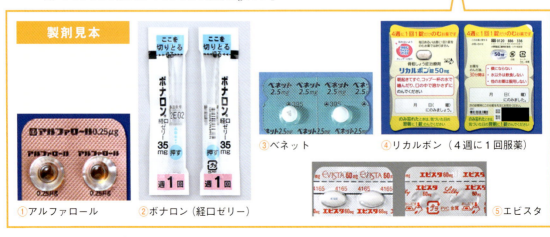

製剤見本

①アルファロール　②ボナロン（経口ゼリー）　③ベネット　④リカルボン（4週に1回服薬）　⑤エビスタ

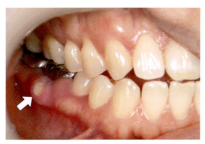

図❸　下顎歯槽骨の骨露出（⇨）。骨隆起と歯周炎に関連するBRONJ初期症状

表❺　ビスホスホネート製剤の服用上の主な注意点

● この薬の服用中は口腔内を清潔に保ってください。

● 抜歯やインプラントなどの歯科治療を受ける場合は、この薬を服用していることを歯科医師または口腔外科医師にお伝えください。

● 顎の痛みや腫れ、顎のしびれ感、歯のゆるみがあるときは使用をやめ、すぐに医師の診察を受けてください。

3．骨粗鬆症治療薬のビスホスホネート製剤の投与に関連して、顎骨壊死・顎骨骨髄炎（BRONJ）が起こることが知られています（**図3**）。

また、ヒト型抗RANKLモノクローナル抗体製剤（デノスマブ）でも、同様の顎骨壊死・顎骨骨髄炎を起こすことから、両者を包括して骨吸収抑制薬関連顎骨壊死（ARONJ）という名称が使われるようになっています。

患者さんは、服薬上の注意として、医師や薬剤師から**表5**のように伝えられています。患者さんが、歯科治療に不安をもって受診することは少なくありません。服薬している患者さんには、十分かつ不安のない説明と対応が必要です。

経口薬は注射薬に比べてBRONJの発生頻度は稀です。しかし、難治性で、進行すると著しくQOLが低下するため、発症予防が肝要とされています。報告されたARONJの多くが、抜歯などの顎骨に対する侵襲的な歯科処置や局所感染に関連して発現しています。したがって、本剤の投与開始前は口腔内の管理状態を確認し、必要に応じて患者さんに適切な歯科検査と治療を受け、侵襲的な歯科処置をできるかぎり済ませておくよう指導することが大切です。

本剤投与中に侵襲的な歯科処置を要する場合に備え、処方医との密接な連携は必要です。

【参考文献】
1）日本骨粗鬆症学会：骨粗鬆症の予防と治療ガイドライン2015年版．
2）厚生労働省：e-ヘルスネット（情報提供）健康用語辞典．栄養・食生活．

02 糖尿病

　糖尿病は、インスリン作用の不足に基づいて慢性の高血糖状態を来す代謝疾患です。

　健常者の空腹時の血液中のブドウ糖の値（血糖値）は110mg/dL以下です。食事をして血糖値が上昇しても、膵臓から分泌されるインスリンによって、ブドウ糖は各臓器内の細胞に取り込まれて利用されるため、2時間もすると空腹時のレベルに戻ります。しかし、インスリン分泌低下あるいはインスリン抵抗性を来すと、食後の血糖値が上昇し、次第に空腹時の血糖値も上昇してきます。高血糖が持続すると、多くの合併症を生じて健康寿命が短縮します。

　糖尿病の患者は、「糖尿病が強く疑われる人」の890万人と、「糖尿病の可能性を否定できない人」の1,320万人を合わせると、全国に2,210万人いると推定されています（平成19年国民健康・栄養調査）。

病態生理

　糖尿病は、1型、2型、その他の疾患に伴う糖尿病および妊娠糖尿病に分類されます。

　1型は、インスリンを合成・分泌する膵臓のランゲルハンス島β細胞の破壊消失がおもな原因です。これに対して2型は、インスリン分泌の低下あるいは抵抗性を来す素因を含む複数の遺伝因子に、過食（とくに高脂肪食）、運動不足、肥満、ストレスなどの環境因子および加齢が加わって発症します。40歳以降に起こりやすく、50歳以上の約1割が2型糖尿病とされます。糖尿病患者の9割以上を2型が占めます。

症状

　高血糖による症状としては、口渇、多飲、多尿、多食、体重減少、体力低下、易疲労感、易感染などがあります。糖が尿へと多量に排泄され、その甘い匂いで発見されることもあります。血液が酸性になるケトアシドーシスを来すと、消化器症状、意識障害やアセトン臭が加わり、ついには昏睡となります。

　糖尿病を治療せずに高血糖症状が持続すると、細小血管、大血管ともに障害を来し、多くの合併症を引き起こします（**図1**）。歯周病の発症と増悪もその一つです。なお、糖尿病網膜症（失明など）、糖尿病腎症（透析に至る）、そして糖尿病神経障害は、三大合併症と呼ばれています。

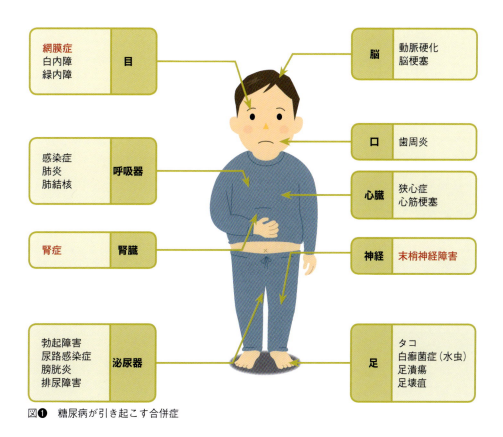

図❶　糖尿病が引き起こす合併症

検査と診断

　糖尿病の診断と治療のための検査には、**表1**のようなものがあります。糖尿病の病型が2回別の日に確認されると、糖尿病と診断されます。ただし、HbA1cの値が6.5％以上（国際標準値）の場合や、糖尿病の典型的症状（口渇、多飲、多尿、体重減少）がある場合、確実な糖尿病網膜症がある場合は、同時に血糖値が糖尿病型を示していれば、1回の検査でも糖尿病と診断されます。

表❶ 糖尿病の検査

- 血液検査
  - 血糖値（空腹時、食後）
  - グリコヘモグロビン（HbA1c）
    赤血球のヘモグロビンにブドウ糖が結合
  - 75gブドウ糖負荷試験（OGTT）
- 尿検査
  - 尿糖
  - 尿蛋白
  - 尿潜血
  - 尿中アルブミン排泄量
- 眼底検査　糖尿病網膜症の有無
- 神経学的検査　糖尿病神経障害の有無
- 血圧測定
- その他の血液検査
  - 血清脂質濃度
  - 肝機能検査
  - 腎機能障害の有無

目標	コントロール目標値[注4]		
	血糖正常化を目指す際の目標[注1]	合併症予防のための目標[注2]	治療強化が困難な際の目標[注3]
HbA1c（％）	6.0未満	7.0未満	8.0未満

治療目標は年齢、罹患期間、臓器障害、低血糖の危険性、サポート体制などを考慮して個別に設定する

注1）適切な食事療法や運動療法だけで達成可能な場合、または薬物療法中でも低血糖などの副作用なく達成可能な場合の目標とする
注2）合併症予防の観点からHbA1cの目標値を7％未満とする。対応する血糖値としては、空腹時血糖値130mg/dL未満、食後2時間血糖値180mg/dL未満をおおよその目安とする
注3）低血糖値などの副作用、その他の理由で治療の強化が難しい場合の目標とする
注4）いずれも成人に対しての目標値であり、また妊娠例は除くものとする

図❷　血糖コントロールの目標（参考資料[1]より引用改変）

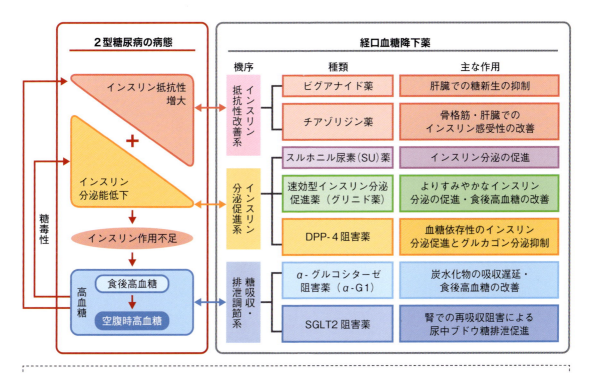

図❸ 経口血糖降下薬の分類 (参考資料[1]より引用改変)

治療

糖尿病治療の目的は、糖尿病特有の三大合併症と動脈硬化性疾患の発症・進展を阻止して、健常人と変わらない生活の質を確保することにあります。コントロールの指標としては、HbA1c が用いられます (**図2**)。

治療は、患者個々の病態に応じた食事療法と運動療法が基本です。適切な食事療法と運動療法を 2～3ヵ月続けても、目標の血糖コントロールを達成できない場合、薬物療法も行います。

薬物療法には経口血糖降下薬、またはインスリン製剤が用いられます。経口血糖降下薬には多くの薬剤があり、単独もしくは作用機序の異なる薬剤が組み合わせて用いられます。おもに、下記のように大別されます (**図3、表2**)。

表❷　代表的な経口血糖降下薬

分類	一般名	商品名	剤型
ビグアナイド薬	メトホルミン	メトグルコ	錠①
		グリコラン	錠
	ブホルミン	ジベトス	錠、腸溶錠
チアゾリジン薬	ピオグリタゾン	アクトス	錠②、OD錠
スルホニル尿素薬	グリベンクラミド	オイグルコン	錠
		ダオニール	錠
	グリメピリド	アマリール	錠③、OD錠
速効型インスリン分泌促進薬	ナテグリニド	スターシス	錠
		ファスティック	錠④
	ミチグリニド	グルファスト	錠
	レパグリニド	シュアポスト	錠
DPP-4阻害薬	シタグリプチン	ジャヌビア	錠⑤
		グラクティブ	錠
	アログリプチン	ネシーナ	錠
	ビルダグリプチン	エクア	錠
α-グリコシターゼ阻害薬	アカルボース	グルコバイ	錠、OD錠
	ボグリボース	ベイスン	錠⑥、OD錠
	ミグリトール	セイブル	錠、OD錠
SGLT2阻害薬	イプラグリフロジン	スーグラ	錠
	ダパグリフロジン	フォシーガ	錠
	ルセオグリフロジン	ルセフィ	錠
	トホグリフロジン	デベルザ	錠
		アプルウェイ	錠
	カナグリフロジン	カナグル	錠
	エンパグリフロジン	ジャディアンス	錠

製剤見本

① メトグルコ250mg錠
② アクトス15mg錠
③ アマリール1mg錠
④ ファスティック90mg錠
⑤ ジャヌビア25mg錠
⑥ ベイスン0.2mg錠

1. インスリン分泌を促進することなく血糖を改善する薬剤
2. 血糖依存性のインスリン分泌を増幅する薬剤
3. 血糖非依存性にインスリン分泌を促進する薬剤

なお、DPP-4阻害薬と同じインクレチンであるGLP-1受容体作動薬は注射剤です。現在、尿中ブドウ糖排泄推進薬のSLGT2阻害薬が注目されています。

1型糖尿病や経口血糖降下薬でコントロールの難しい場合には、インスリン療法が導入されます。インスリン製剤は、作用発現時間と持続時間から、超速効型、速効型、中間型、混合型／二相性、持効型溶解に分類されて、使い分けられています。細い針の注射器を用いて投与します（**図4**）。

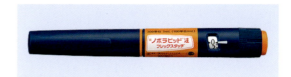

図❹　インスリン注射器（ノボラピッド注）

歯科治療時の注意点

1. 歯周病と糖尿病：糖尿病では、マクロファージの機能低下、コラーゲンの代謝異常、微小血管障害、創傷治癒の遅延などが生じます。糖尿病があると歯周病関連細菌に感染しやすく、炎症により歯周組織が急激に破壊されるため、歯周炎になりやすく、重症化しやすいとされています。

   糖尿病を伴った歯周炎は治療抵抗性ですが、適切な治療によっては、炎症性サイトカインのTNF-α産生量が低下するため、インスリン抵抗性が改善し、血糖コントロールがよくなることも知られています。

2. 観血的な歯科治療時には、易感染性や創傷治癒遅延を考慮した抗菌薬の投与が必要です。

3. 歯科診療ストレスによる血糖値の変化が生じます。糖尿病患者は少しの侵襲でも高血糖や低血糖状態に陥り、場合によっては昏睡状態になる可能性があります。薬物療法中の患者が低血糖になると、動悸、手指振戦、顔面蒼白になり、意識レベルが低下します。ただちにブドウ糖を摂取する必要があるため、従前から準備しておきます。

4. 口腔疾患や歯科治療による摂食障害によって、食事や服薬が不規則になると、血糖コントロールが不良となってしまいます。歯科診療は食事直前の時間帯を避け、治療の際は食事を摂取した時間と糖尿病治療薬の使用を確認する必要があります。

【参考文献】
1）日本糖尿病学会：糖尿病治療ガイド2015-2016. 文光堂, 東京, 2016.

03 甲状腺疾患

　甲状腺は、頸部の前側にあって、蝶が羽を広げた形をした、甲状腺ホルモンを産生する内分泌器官です。甲状腺の疾患には、甲状腺機能の異常と甲状腺の形態の変化という2つの特徴があります。甲状腺ホルモンを産生する機能に異常を来し、甲状腺ホルモンが多すぎると、全身の代謝が過度に高まる「甲状腺機能亢進症」を呈します。また、産生が少なくなると、全身の代謝が低下する「甲状腺機能低下症」を呈します。

　甲状腺の形態の変化としては、甲状腺全体が腫大した「び漫性甲状腺腫」と、一部にしこりができる「結節性甲状腺腫」があります。び漫性甲状腺腫を呈するものには、バセドウ病、橋本病(慢性甲状腺炎)などがあります(**表1**)。甲状腺の疾患は女性に多く認められます。

表❶　甲状腺疾患の形態の変化による分類

び漫性甲状腺腫	単純性び漫性甲状腺腫
	バセドウ病
	橋本病(慢性甲状腺炎)
	亜急性甲状腺炎
結節性甲状腺腫	腫瘍性疾患(良性、悪性)
	嚢胞

甲状腺ホルモンの分泌と調節

　甲状腺では、食物(海藻など)に含まれているヨウ素(ヨード)をもとに、甲状腺ホルモンを産生しています。甲状腺ホルモンには、ヨウ素を4つ有するサイロキシン(T4)と、3つ有するトリヨードサイロニン(T3)の2種類があり、甲状腺では主にT4を作って分泌しています。T4は肝臓や腎臓でT3となり、血液を通して全身の臓器でホルモンとして働きます。甲状腺ホルモンには、体の発育や新陳代謝の促進、脳・心臓・胃腸の活性化や体温調整する作用があります。

　血液中の甲状腺ホルモンは常に一定となるように、脳の下垂体から分泌される甲状腺刺激ホルモン(TSH)によって制御されています。血液中の甲状腺ホルモンの濃度が、TSH分泌にフィードバックされ、その増減によって甲状腺ホルモンの分泌が調整されます(**図1**)。

甲状腺の検査

　甲状腺の検査には、**表2**のようにさまざまな種類があります。血液中の甲状腺ホルモン(T4、T3)は、そのほとんどが甲状腺ホルモン結合蛋

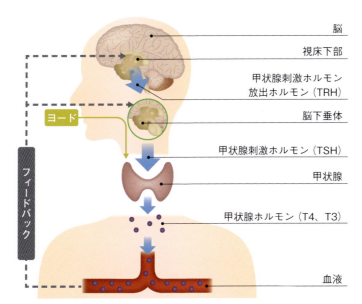

図❶　甲状腺ホルモン分泌の仕組み

表❷　甲状腺の検査

- ●血液検査
  - ・甲状腺ホルモン：T4、T3、FT4、FT3
  - ・自己抗体：サイロイドテスト、抗サイログロブリン抗体、マイクロゾームテスト、抗TPO抗体、TSH受容体抗体
  - ・サイログロブリン
  - ・生化・末梢血一般検査

●超音波検査	●シンチグラフィー
●頸部X線検査	●ヨード摂取率検査
●CT検査	●穿刺吸引細胞診

白と結合した状態で血液を流れており、その一部が遊離型ホルモン（FT4、FT3）として活性型となり、作用します。サイログロブリンはT4となる直前の物質で、甲状腺組織内に大量に貯蔵されており、正常な状態では血液中にはほとんど認められません。

 症状

　正常な状態では、頸部を触っても甲状腺はわかりませんが、腫れてくると触知できるようになり、

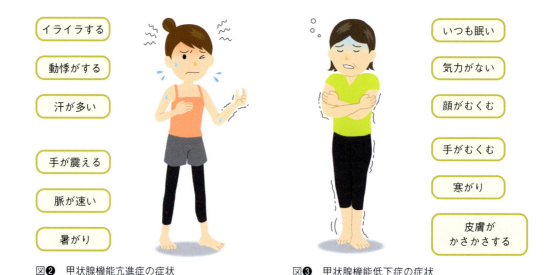

図❷　甲状腺機能亢進症の症状

図❸　甲状腺機能低下症の症状

大きくなると視診でもわかるようになります。

　甲状腺ホルモンの異常では、多彩な全身症状を呈します（図2、3）。甲状腺ホルモンが体内で増える甲状腺機能亢進症では、動悸、息切れ、頻脈、多汗、体重減少、手の震え、全身の倦怠感などの甲状腺中毒症を呈します。

　一方、甲状腺ホルモンが減る甲状腺機能低下症では、むくみ、寒がり、皮膚の乾燥、無気力、食欲がないのに体重が増えるなどの症状が出現します。

甲状腺機能亢進症

　甲状腺機能亢進症では、全身の代謝が過度に高まるため、頻脈などの甲状腺中毒症の所見を呈します。甲状腺機能亢進症の多くは、自己免疫疾患であるバセドウ病です。バセドウ病では、甲状腺腫、眼球突出、甲状腺ホルモンの過剰によって起こる中毒症状が出現しますが、必ずしも最初からすべての症状を認めるとはかぎりません。また、眼球が突出しなくても、上のまぶたが腫れたり、まぶたが上方に牽引されて目が大きくなったように見えること（眼瞼後退）もあり、バセドウ病による目の異常はバセドウ眼症と呼ばれています。

　バセドウ病では、自己抗体が甲状腺刺激ホルモン（TSH）の代わりに、TSH受容体（レセプター）に結合して甲状腺を過剰に刺激し、甲状腺ホルモンの産生が増加します（図4）。

　治療としては、抗甲状腺薬によって甲状腺ホルモンの産生と分泌を抑制する方法と、放射性ヨードや手術で甲状腺の容量を減少させる方法があります。血液中の甲状腺ホルモンの量を正常に制御

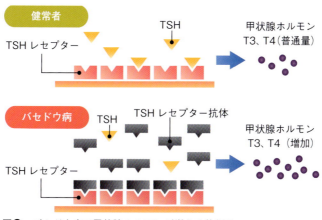

図❹ バセドウ病で甲状腺ホルモンが増える仕組み

できれば、健康な人と変わらない生活を送ることができます。

抗甲状腺薬

抗甲状腺薬は、甲状腺に取り込まれて甲状腺ホルモンの生合成を抑制する作用を有するもので、チアマゾール（MMI：メルカゾール）とプロピルチオウラシル（PTU：チウラジール／プロパジール）の2種類があります（**表3**）。MMIが第1選択薬ですが、妊娠予定者および妊娠8週まではPTUが選択されます。

甲状腺中毒症で頻脈が著しい際は、β遮断薬である塩酸プロプラノールなども処方されます。抗甲状腺薬の服薬によって血液中の甲状腺ホルモンが正常となると、自覚症状が改善します。経過中の甲状腺ホルモンの分泌と病態に応じて服薬量が調整され、必要最小量で半年以上甲状腺機能が正常に保たれていれば、服薬の中止が検討されます。

抗甲状腺薬の重篤な副作用として、無顆粒球症が主に投与開始後2ヵ月以内に発現することが知られています。その間、原則として2週に1回、それ以降も定期的に血液検査が実施され、顆粒球の減少傾向などの異常が認められた場合には、投与が中止されます。

短期間にヨウ素の過剰摂取を行うと、一時的に甲状腺ホルモン分泌が抑制される効果を利用したヨウ素剤が治療に用いられることもあります。

甲状腺機能低下症

甲状腺機能の低下は、甲状腺に原因のある原発性甲状腺機能低下症以外にも、甲状腺刺激ホルモンの低下による中枢性甲状腺機能低下症や、手術や放射線治療による甲状腺機能の廃絶によっても生じます。橋本病は、自己免疫の異常によりリン

表❸　甲状腺疾患治療薬（甲状腺機能異常に用いる薬）

	一般名	商品名	剤型
抗甲状腺薬	プロピルチオウラシル（PTU）	チウラジール	錠①
		プロパジール	錠②
	チアマゾール（MMI）	メルカゾール	錠③、注
甲状腺ホルモン製剤	乾燥甲状腺	チラーヂン	原末④
	レボチロキシンナトリウム（T4）	チラーヂンS	散、錠⑤
	リオチロニンナトリウム（T3）	チロナミン	錠⑥
ヨウ素	ヨウ化カリウム	ヨウ化カリウム	末、丸⑦
	ヨウ化レシチン	ヨウレチン	散、錠⑧

パ球が甲状腺組織を破壊することで生じます。風土的にヨード欠乏がない日本においては、甲状腺機能低下症の一番の原因となっています。橋本病であっても甲状腺機能が正常の場合もありますが、甲状腺機能低下があれば、甲状腺ホルモン薬の服用が必要となります。

甲状腺ホルモン薬

　甲状腺ホルモンT4、T3のうち、ホルモンとしての効果はT3が担っています。T3は血中の半減期が短く、一方のT4は半減期が約1週間と長く、徐々にT3に変換されます。また、適切な量を服用することにより、生理的な血中濃度が継続的に維持されるため、原則としてT4製剤（レボチロキシンナトリウム）が用いられます（表3）。初期量から、2〜4週ごとに増量して個々の患者の適用量が決まり、服用を継続します。なお、副腎皮質機能低下症が疑われる場合は、ステロイドホルモンを補充してから、甲状腺ホルモンが補充されます。

歯科治療時の注意点

1．甲状腺機能亢進症
- 甲状腺中毒症状のある間は、手術、抜歯、苦痛や恐怖を伴う処置の類を避け、短時間の治療を心がけます。
- コントロールされていれば、通常の歯科治療は問題ありませんが、歯科局所麻酔注射薬に添加されているエピネフリンによる頻脈の誘発に留意します。

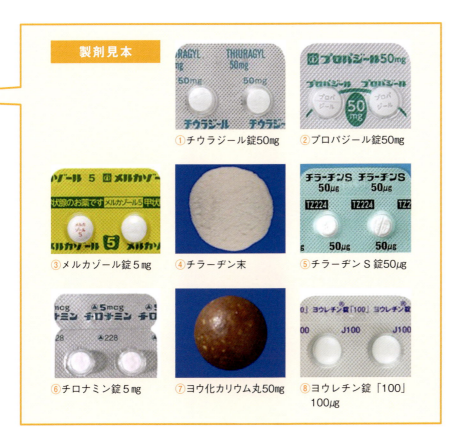

- 抗甲状腺薬の副作用に顆粒球減少症があるため、観血的処置を行う際には留意します。また、歯周炎などの歯性感染症の急性増悪を引き起こす場合があります。

2. 甲状腺機能低下症

- 通常の歯科治療に問題はありませんが、全身の代謝活動が低下しているために、創傷治癒の遅延や薬物代謝の低下が予想される場合は、外科処置、術後管理や服薬量に留意します。

- 甲状腺ホルモン薬は、歯科で用いられる水酸化アルミニウムを含有する胃粘膜保護薬との相互作用によって、その作用が減弱することが知られています。

【参考文献】
1) 浦部晶夫, 他（編）: 今日の治療薬2016. 南江堂, 東京, 2016.
2) 真山 亨, 廣田 誠: 甲状腺疾患. 歯科におけるくすりの使い方2015-2018. 金子明寛, 他（編）, デンタルダイヤモンド社, 東京, 2014.

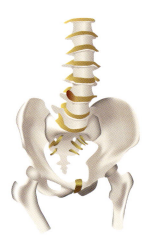

2章 循環器疾患

高血圧症……………………… 28
不整脈………………………… 34
虚血性心疾患―狭心症と心筋梗塞
……………………………… 40
慢性腎臓病(CKD)………… 46

01 高血圧症

　血圧は、心臓が送り出している血液が血管に加える圧力のことで、上下2つの数値「収縮期血圧」と「拡張期血圧」で示されます。高血圧は、正常者の血圧より高い血圧値が持続している場合をいいます。病院・診療所などで医師・看護師によって測定された収縮期血圧が140mmHg以上、あるいは拡張期血圧が90mmHg以上の場合に高血圧とされます（図1）。家庭で測定した血圧では、135/85mmHg以上の場合が高血圧です。

　日本では、治療を受けている患者数が約900万人で、4,000万人以上が高血圧と考えられています。

　高血圧は、原因が特定できない本態性（一次性）高血圧（約90％）と、腎疾患などの特定の原因があきらかになっている二次性高血圧（約10％）に分けられます。本態性高血圧は、はっきりと原因が特定できませんが、単一の原因によらず、遺伝的要因と塩分・ストレス・喫煙などの生活習慣のさまざまな因子によって発症すると考えられています。

 症状

　高血圧は自覚症状が乏しいものの、図2のよう

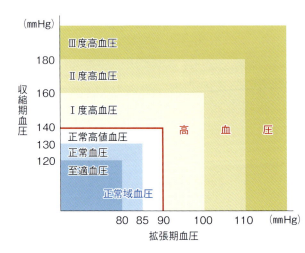

図❶　診療室血圧に基づく血圧の分類（参考文献[1]より引用改変）

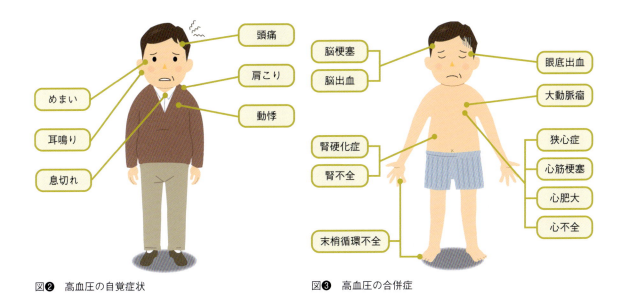

図❷　高血圧の自覚症状

図❸　高血圧の合併症

な頭痛、頭重感、めまい、耳鳴りを感じることもあります。進行すると動悸、呼吸困難、胸痛、むくみや夜間尿、足の痛みやしびれを自覚します。高血圧の状態が長く続くと、血管壁に強い圧力がかかり、動脈硬化、心肥大や冠状動脈硬化を促し、細い血管（脳、網膜、腎臓）が詰まり、脳梗塞などのリスクが増すなど、重篤な合併症を引き起こします（**図3**）。

検査

初めに高血圧の原因や合併症の有無を調べる一般的なスクリーニング検査が行われます（**表1**）。同検査にて二次性や合併症の疑いがある場合には、その内容に応じて画像検査などの精密検査が行われます。

治療

本態性高血圧では、生活指導を行って降圧をはかります（**表2**）。それでも適正値に戻らない場合は薬物療法が行われます。血圧の目標値は年齢や合併症によって、個人個人で異なります。糖尿病や慢性腎臓病などを合併している方は、心血管病の発症を予防するために、さらに血圧を低くする必要があります（**表3**）。二次性高血圧では、原疾患の治療を行います。

降圧薬治療

血圧のレベルが高くなるほど、生活習慣の改善のみでは目標降圧レベルに達することは困難で、降圧薬による治療が必要となります。降圧薬で血

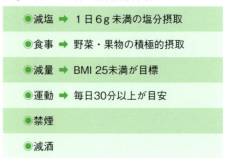

表❶ スクリーニング検査
- 問診
- 血液検査
- 血圧測定
- 眼底検査
- 肥満の判定
- 心電図検査
- 尿検査
- 胸部X線検査

表❷ 高血圧患者の生活習慣改善のポイント
- 減塩 ➡ 1日6g未満の塩分摂取
- 食事 ➡ 野菜・果物の積極的摂取
- 減量 ➡ BMI 25未満が目標
- 運動 ➡ 毎日30分以上が目安
- 禁煙
- 減酒

圧を下降させることにより、心血管病の発症を予防します。個々の高血圧患者に対しては、最も降圧効果が高く、合併する種々の病態に適した降圧薬が選択されます。

　カルシウム（Ca）拮抗薬、アンジオテンシンⅡ受容体拮抗薬（ARB）、アンジオテンシン変換酵素（ACE）阻害薬、利尿薬、β遮断薬（含αβ遮断薬）の5種類の主要降圧薬は、血圧を降下させる機序がおのおの異なりますが、いずれも心血管病抑制効果が証明されています（**表4**）。それぞれに積極的適応、禁忌や慎重投与となる病態が存在するため、病態に応じた降圧薬が選択されます。Ca拮抗薬では、主にジヒドロピリジン系が用いられるように、各クラスのなかにも、特徴をもった複数の系統の多数の薬があります（**表5**）。降圧目標を達成するためには、多くの場合、2、3剤の異なるクラスの降圧薬の併用を必要とします。ARBは、利尿薬やCa拮抗薬と併用される場合が多いことから、服薬を順守しやすくするため、配合剤も発売されています。服薬は朝1回が原則ですが、1日に2回、3回の薬もあります。

降圧薬と口腔症状

- 降圧薬の副作用によって口腔乾燥を引き起こすことがあります。
- Ca拮抗薬によって歯肉増殖を引き起こすことがあり、スケーリングなどの歯周処置を必要とします（**図4**）。

歯科治療時の注意点

- 降圧目標に達している患者では、当日の降圧薬服用を確認後、痛み・不安・恐怖を与えないように配慮して治療を行います。治療中の体位は坐位、治療時間は午前中が望ましいとされます。
- 血圧が安定していれば、エピネフリン添加局所麻酔薬の使用は可能で、8万分の1添加リドカインカートリッジ（1.8mL）を3.2mLまで使用することは問題ないとされます。

表❸ 降圧目標（参考文献¹⁾より引用改変）

	診察室血圧	家庭血圧
若年、中年、前期高齢者	140/90mmHg 未満	135/85mmHg 未満
後期高齢者患者	150/90mmHg 未満（認容性があれば140/90mmHg未満）	145/85mmHg 未満（目安）（認容性があれば140/90mmHg未満）
糖尿病患者	130/80mmHg 未満	125/75mmHg 未満（目安）
CKD患者（蛋白尿陽性）	130/80mmHg 未満	125/75mmHg 未満
脳血管障害患者 冠動脈疾患患者	140/90mmHg 未満	135/85mmHg 未満（目安）

表❹ 降圧薬の特徴

Ca拮抗薬	Caイオンの細胞流入を阻害することにより、血管平滑筋を弛緩させて血管を拡張し、血圧を下げます
アンジオテンシン変換酵素（ACE）阻害薬	血圧を上げる物質であるアンジオテンシンⅡの産生を抑え、血圧を下げます
アンジオテンシンⅡ受容体拮抗薬（ARB）	アンジオテンシンⅡの作用をブロックし、血圧を下げます
利尿薬	腎臓に働いて、ナトリウムと水分の排泄量を増やし、循環血液量を減らすことで血圧を下げます
β遮断薬	交感神経のβ受容体に結合してノルアドレナリンの結合を妨げることにより、心臓の心拍数を減らして収縮力を弱め、血圧を下げます
α遮断薬	α受容体に結合して末梢血管の収縮を抑え、血管を拡張し、血圧を下げます

表❺a　Ca拮抗薬　　　　　　　　　　　　　青地：一般名　白地：商品名

ジヒドロピリジン系				
ニフェジピン	アダラート、アダラートL、アダラートCR、セパミット、セパミットR	ニルバジピン	ニバジール	
アムロジピン	ノルバスク、アムロジン	バルニジピン	ヒポカ	
エホニジピン	ランデル	フェロジピン	ムノバール、スプレンジール	
シルニジピン	アテレック	ベニジピン	コニール	
ニカルジピン	ペルジピン、ペルジピンLA	マニジピン	カルスロット	
ニソルジピン	バイミカード	アゼルニジピン	カルブロック	
ニトレンジピン	バイロテンシン	アラニジピン	サプレスタ、ベック	
ベンゾチアゼピン系（非ジヒドロピリジン系）				
ジルチアゼム	ヘルベッサー・ヘルベッサーR			

表❺b　ARB

ロサルタン	ニューロタン
カンデサルタン	ブロプレス
バルサルタン	ディオバン
テルミサルタン	ミカルディス
オルメサルタン	オルメテック
イルベサルタン	イルベタン、アバプロ
アジルサルタン	アジルバ

表❺c　ACE阻害薬

カプトプリル	カプトリル、カプトリル-R
エナラプリル	レニベース
アラセプリル	セタプリル
デラプリル	アデカット
シラザプリル	インヒベース
リシノプリル	ロンゲス、ゼストリル
ベナゼプリル	チバセン
イミダプリル	タナトリル
テモカプリル	エースコール
キナプリル	コナン
トランドラプリル	オドリック、プレラン
ペリンドプリルエルブミン	コバシル

表❺d　利尿薬

サイアザイド系利尿薬	
トリクロルメチアジド	フルイトラン
ベンチルヒドロクロロチアジド	ベハイド
ヒドロクロロチアジド	ニュートライド
サイアザイド系類似（非サイアザイド系）利尿薬	
メチクラン	アレステン
インダパミド	ナトリックス、テナキシル
トリパミド	ノルモナール
メフルシド	バイカロン
ループ利尿薬	
フロセミド	ラシックス、オイテンシン
K保持性利尿薬・アルドステロン拮抗薬	
トリアムテレン	トリテレン
スピロノラクトン	アルダクトンA
エプレレノン	セララ

表❺e　β遮断薬、αβ遮断薬、α遮断薬

β遮断薬	
アテノロール	テノーミン
ビソプロロール	メインテート、ビソノ
ベタキソロール	ケルロング
メトプロロール	ロプレソール、セロケン
アセブトロール	アセタノール
セリプロロール	セレクトール
プロプラノロール	インデラル
ナドロール	ナディック
カルテオロール	ミケラン
ピンドロール	カルビスケン
ニプラジロール	ハイパジール

αβ遮断薬	
アモスラロール	ローガン
アロチノロール	アロチノロール塩酸塩
カルベジロール	アーチスト
ラベタロール	トランデート
ベバントロール	カルバン
α遮断薬	
ウラピジル	エブランチル
テラゾシン	ハイトラシン、バソメット
ドキサゾシン	カルデナリン
ブナゾシン	デタントール

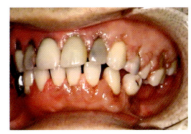

図❹　Ca拮抗薬ニフェジピンによる歯肉増殖

- 血圧がコントロールされていない患者では、降圧目標に達するまでの間の歯科治療は、応急処置にとどめます。
- 歯科治療時に180/110mmHg以上に血圧が上昇した場合は、歯科治療を中止して安静を保ちます。その際、以前は推奨されたニフェジピン（アダラート®）の舌下投与は、原則行いません。

降圧薬と歯科で用いる薬の相互作用

- β遮断薬（表5e）は、局所麻酔薬に含まれるエピネフリンの血圧上昇作用を増強します。
- ロキソニン®やボルタレン®などの非ステロイド性消炎鎮痛薬を、サイアザイド系およびサイアザイド類似系利尿薬（表5d）と併用すると、著しい血圧変動や降圧効果の減弱を起こすことがあります。
- セフェム系抗菌薬とループ利尿薬（表5d）の併用で、腎毒性の増強がみられることもあります。

【参考文献】
1）日本高血圧学会高血圧治療ガイドライン作成委員会：高血圧治療ガイドライン2014．日本高血圧学会，東京，2014．
2）山本雅人，大橋　勝：高血圧症．歯科におけるくすりの使い方2015-2018．金子明寛，他（編），デンタルダイヤモンド社，東京，2014．

02 不整脈

　心臓は通常1分間に約60〜80回の規則的なリズムで拍動を繰り返しています。このリズムは右心房にある洞結節で作られます。ここで発生するごく微量の電気が、心臓に備わっている「刺激伝導系」を伝って、心房から房室結節を通して心室に伝達されることで、心臓の拍動を生じ、血液が全身に送り出されます（**図1**）。この心臓の電気的興奮のリズムが異常になった状態を不整脈といいます。

分類

　不整脈は3つに大別されます。脈が不規則になる期外収縮、脈が遅くなる徐脈（1分間に50回以下）と速くなる頻脈（1分間に100回以上）です。さらに、異常の発生する場所（洞結節、心房、心室など）と現象（頻脈、徐脈、細動、期外収縮、ブロックなど）によって名称がつけられ、分類されます（**表1**）。

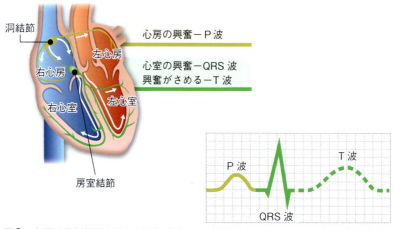

図❶　心臓の電気刺激伝導と心電図波形（日本心臓財団ハートニュース40号より引用改変）

表❶　不整脈の分類

- ●期外収縮
  - ・心房性期外収縮
  - ・心室性期外収縮
- ●徐脈
  - ・洞不全症候群
  - ・房室ブロック
- ●頻脈
  - ・心房頻拍
  - ・心房細動（粗動）
  - ・発作性上室性頻拍
  - ・心室頻拍
  - ・心室細動
  - ・WPW症候群

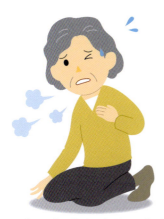

- ・脈拍が減り、強い息切れを感じる
- ・急に失神状態になる
- ・突然、動悸が始まり、脈拍数が150以上
- ・脈拍がバラバラで、しかも早く打つ

図❷　緊急に治療が必要な不整脈の症状

症状

多くは自覚症状を欠きますが、徐脈・頻脈・期外収縮それぞれに伴った症状が現れます。最も多い訴えは、脈がとぶ、ドキドキと動悸がするというもので、胸の痛みや圧迫感を感じることもあります。徐脈の場合、全身の倦怠感、めまい、ふらつきを生じ、時には意識が消失することもあります。緊急に治療が必要な不整脈の症状を図2に示します。

検査

心電図は、心臓の電気的興奮を目に見える波形として現すもので、不整脈の診断には必要不可欠な検査です。標準12誘導心電図という最も一般的に記録される心電図では、12本の心電図に、Ⅰ、Ⅱ、Ⅲ、aVR、aVL、aVF、V1〜V6と誘導の名前がつけられています。不整脈になると、正常リズ

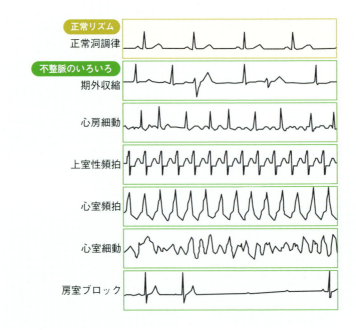

図❸　不整脈の心電図（日本心臓財団ホームページより引用改変）

ム（正常洞調律）と比較して、心拍のリズムの異常、波の変形、間隔の変動などさまざま変化が生じます（図3）。

治療

不整脈は一般的な疾患で、自覚症状もなく、治療を必要としない場合も多くあります。一方、突然死に至る重篤なものもあります。治療が必要な不整脈には、放置すると短時間で死亡してしまう危険性が高い「致死性不整脈」、致死性不整脈ほど重症ではありませんが、心臓に基礎疾患を有して長時間放置すると死亡することもある「準致死性不整脈」があります。その他に、日常生活に大きな支障を来し、生活の質が下がってしまうような自覚症状の強い不整脈、心不全や脳梗塞を引き起こす可能性のある不整脈があります。

近年、不整脈の治療に対する考え方が大きく変化し、不整脈そのものよりも、基礎疾患や合併症が重要視されるようになってきました。ペースメーカー以外にも、埋め込み式除細動器や高周波カテ

ーテルアブレーションなど、非薬物療法の有効性が示され、不整脈に対する薬物療法は、自覚症状の軽減や、非薬物療法を補完する役割が主体となってきています。

薬物療法

心臓の電気信号には、イオン（Na^+、K^+、Ca^{++}）がかかわっています。イオンは電荷を帯びていることから、イオンが受容体（イオンチャネル）を介して、心筋細胞内外に移動すると電位の差が生じます。細胞膜上で電位の変化が起こることを活動電位と呼び、活動電位に異常が起こると不整脈を発症します。活動電位に働きかける薬が抗不整脈薬です。抗不整脈薬のなかには、高血圧に対する降圧作用を有する薬もあります。

抗不整脈薬の分類には、従来の心筋の活動電位に基づいた Vaughan Williams 分類に代わるものとして、イオンチャネルや受容体など分子標的に基づいた Sicilian Gambit 分類があります。クラスⅠ～Ⅳ群以外にも、ジゴキシンなどの薬剤があり、それぞれに適応を選んで処方されています（**表2**）。

歯科治療時の注意点

不整脈でも、基礎疾患に対する治療がなされて制御されていれば、通常の歯科治療が可能です。ストレスは、不整脈発作や増悪に関与するため、不安・緊張・疼痛を軽減する必要があります。疼痛対策として十分な局所麻酔を行いますが、重症の頻脈では、エピネフリン含有の局所麻酔薬の使用を避けます。

心臓の拍動を強める抗不整脈薬のジゴキシンと、マクロライド系抗菌薬とくにクラリスロマイシンとの併用によって、ジゴキシンの血液中濃度の上昇が起こり、ジギタリス中毒として、嘔気・嘔吐・不整脈が惹起され、重篤な不整脈に移行することが報告されています。

心房細動の患者では、血栓予防のための抗凝固薬、抗血小板薬が投与されている場合があります。観血的処置の際には、局所止血に留意します。

ペースメーカーや除細動器を植え込んでいる患者では、歯科用機器の電磁干渉に留意します。電気メスやその対極板は、短時間の使用にとどめ、機器から15cm以上離して使用します。

【参考文献】
1) 日本循環器学会，他（編）：循環器病の診断と治療に関するガイドライン（2008年度合同研究班報告）．不整脈の薬物治療ガイドライン（2009年改訂版）．
2) 浦部晶夫，他（編）：今日の治療薬2016．南江堂，東京，2016．

表❷ 代表的な抗不整脈薬（Sicilian Gambit 分類による枠組み。[ ] 内は Vaughan Williams 分類）

	一般名	商品名	剤型
Na チャネル遮断薬［クラスⅠ群］	リドカイン	キシロカイン、リドカイン	静注用
	メキシレチン	メキシチール	カプセル①、点滴静注
	プロカインアミド	アミサリン	錠②、注
	ジソピラミド	リスモダン	カプセル③
	キニジン	硫酸キニジン	錠④
	プロパフェノン	プロノン	錠⑤
	アプリンジン	アスペノン	カプセル⑥、静注用
	シベンゾリン	シベノール	錠⑦、静注
	ピルメノール	ピメノール	カプセル⑧
	フレカイニド	タンボコール	錠⑨、静注
	ピルシカイニド	サンリズム	カプセル⑩、注射液
Ca 拮抗薬［クラスⅣ群］	ベプリジル	ベプリコール	錠⑪
	ベラパミル	ワソラン	錠⑫、静注
	ジルチアゼム	ヘルベッサー	注射用
K チャネル遮断薬［クラスⅢ群］	ソタロール	ソタコール	錠⑬
	アミオダロン	アンカロン	錠⑭、注
	ニフェカラント	シンビット	静注用
β 遮断薬［クラスⅡ群］	ナドロール	ナディック	錠⑮
	プロプラノロール	インデラル	錠⑯、注射液
その他	アトロピン	アトロピン硫酸塩	注
	アデノシン	アデホス-Lコーワ	注
	ジゴキシン	ジゴシン	錠⑰、散、注

製剤見本

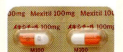 ①メキシチールカプセル100mg

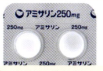 ②アミサリン錠250mg

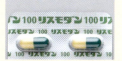 ③リスモダンカプセル100mg

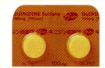 ④硫酸キニジン錠100mg

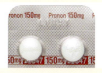 ⑤プロノン錠150mg

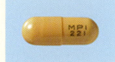 ⑥アスペノンカプセル20mg

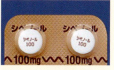 ⑦シベノール錠100mg

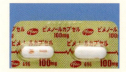 ⑧ピメノールカプセル100mg

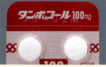 ⑨タンボコール錠100mg

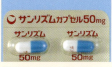 ⑩サンリズムカプセル50mg

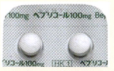 ⑪ベプリコール錠100mg

 ⑫ワソラン錠40mg

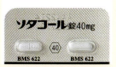 ⑬ソタコール錠40mg

 ⑭アンカロン錠100mg

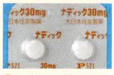 ⑮ナディック錠30mg

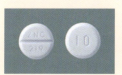 ⑯インデラル錠10mg

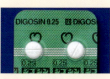 ⑰ジゴシン錠0.25mg

03 虚血性心疾患——狭心症と心筋梗塞

　虚血性心疾患には、狭心症と心筋梗塞があり、動脈硬化による狭窄、血栓や血管の収縮などによって冠動脈（冠状動脈）に血行障害が生じ、心筋の酸素不足を生じた病態です。狭心症の場合の酸素不足は一過性ですが、心筋梗塞の場合は完全に塞がって虚血が持続するため、心筋は壊死に陥ります（図1）。

　日本の虚血性心疾患の総患者数は約80万8千人（平成20年調査）で、急性心筋梗塞によって、1年間に約4万人が死亡しています（平成25年）。

　動脈硬化、高脂質血症、高血圧症、糖尿病、遺伝的要因、ストレス、喫煙などは、虚血性心疾患を誘発する要因と考えられています。

狭心症の分類

　狭心症には、労作性狭心症と安静時狭心症があります（表1）。

　労作性狭心症は、動脈硬化などにより血管の狭窄があるために、運動や精神興奮の際に酸素供給不足に陥るものです。

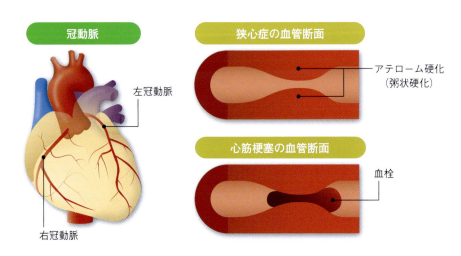

図❶　冠動脈と狭心症・心筋梗塞の概念図

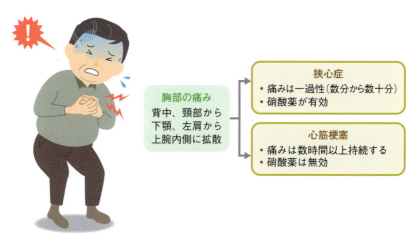

表❶ 狭心症の分類

発作発現メカニズムによる分類	発作様式による分類
・労作性狭心症 ・安静時狭心症（異型狭心症） ・労作性兼安静時狭心症	・安定狭心症 ・不安定狭心症

胸部の痛み
背中、頸部から下顎、左肩から上腕内側に拡散

狭心症
・痛みは一過性（数分から数十分）
・硝酸薬が有効

心筋梗塞
・痛みは数時間以上持続する
・硝酸薬は無効

図❷ 狭心症・心筋梗塞の症状

　一方、安静時狭心症は安静時、とくに明け方に、冠動脈の持続的な強い収縮（スパスム）が生じて発作が起きるものです。

　その他にも、発作様式による分類として、安定狭心症と不安定狭心症があります。とくに不安定狭心症は、心筋梗塞となる可能性の高い病態です（急性冠症候群）。

症状

　狭心症の発作時には、胸が締めつけられるような痛みが起こります。虚血が一過性であるため、通常数分から数十分で治まります。

　一方、心筋梗塞の発作時には、胸部の痛みが数時間以上にわたって持続し、硝酸薬を用いても痛みは消失しません。さらに、呼吸困難や不整脈などが起こり、心不全や心原性ショックに至ります（図2）。

検査

　虚血性心疾患の検査には、**表2**に示す検査があ

表❷　虚血性心疾患の検査

- 心電図
- 心臓超音波検査
- 血液検査
- 胸部X線撮影
- 冠動脈造影（心臓カテーテル検査）
- 核医学検査（心筋シンチグラム）

ります。通常の心電図検査では、狭心症の発作時に異常を認めても、安静時には異常を認めない場合が多くあります。そのため、ランニングマシン（トレッドミル法）や階段昇降、自転車こぎを用いた運動負荷心電図や、日常生活における心電図を小型の装置で24時間記録するホルター心電図が用いられます。

症状とスクリーニング検査にて、心筋梗塞もしくはその疑いがある場合は、心臓カテーテル検査を行い、そのまま治療へと移行します。

狭心症の治療

狭心症の治療は、発作時の痛みを解消し、心筋梗塞への進行を防ぐことです。生活習慣の改善や食事療法を行いつつ、分類に応じた薬物療法が行われます。労作性狭心症にはカルシウム拮抗薬、アドレナリンβ受容体遮断薬、持続型の硝酸薬などが用いられます。安静時狭心症にはCa拮抗薬と硝酸薬が有効です（**表3**）。

狭心症の発作が起きたときには、即効性の硝酸薬を、舌下錠や口腔内スプレーの形で用います。発作予防には、経皮貼付硝酸薬（テープ・パッチ）や持続型硝酸薬が使われます（**表4**）。

動脈硬化の進行によって冠動脈壁にできるアテローム粥腫（じゅくしゅ）は、脂質を線維性被膜が取り囲んだものです（図1）。この被膜が破れると血小板が集まり、血栓が形成されます。そのため、心筋梗塞の予防や再発予防には、アスピリンやチクロピジンなどの抗血小板薬を服用します。

心筋梗塞の治療

発作直後は、絶対安静が必要です。酸素吸入を行い、容態が落ち着いた後に再灌流療法を行い、血流を再開させて壊死の進行を防ぎます。現在は冠動脈血管形成術（PTCA）が第一選択とされていますが、直接血栓を溶かす作用のあるウロキナーゼやt-PAなどの血栓溶解剤を用いる方法もあります。

PTCAは足の動脈などからカテーテルを挿入し、先端のバルーンを冠動脈狭窄部で拡張させ、冠動

表❸ 狭心症の治療に用いられる薬剤とその作用

	作用機序
硝酸薬	冠血管拡張と末梢血管拡張によって心臓の負担を減らし、仕事量を軽減する
β遮断薬	運動時の血圧上昇や心拍数の増加を抑制し、心筋酸素需要を低下させる
Ca拮抗薬	心収縮力を低下し、酸素消費を減少させる 末梢血管抵抗を低下し、心臓の負担を減らす 冠動脈のスパスムを抑制する

> ❗ **舌下錠を飲み込んでしまった場合**
>
> 舌下錠は、舌の下または歯肉頰移行部に入れ、唾液で自然に溶かして、有効成分を口腔粘膜から吸収させる錠剤で、効果が早く発現します。ニトログリセリンの舌下錠は、飲み込んでしまうと肝臓で代謝されて効果がほぼ失われるので、すぐにもう1錠舌下投与します。

脈を再開通させる方法です。拡張させた場所に網目状の金属管（ステント）を埋め込んで、血管壁を支えて再発を予防する方法もとられます。

外科的手術には、本人の他部位の血管を用いて、心筋を栄養する別経路を造る冠動脈バイパス手術があります。

歯科治療時の注意点

歯科治療時においては、患者にストレスを与えないように、無痛下で短時間のうちに処置を行います。また、午前中の処置は避けることが望ましいとされます。抗血栓療法薬を服用している患者では、観血的処置の際の出血に留意します。

治療時に胸部に不快な症状が出た際には、治療を中止します。胸部の痛みが出現した際には、救急施設への搬送を手配します。その間には酸素投与、ニトログリセリン舌下投与を行います。心筋梗塞で意識消失があれば、心肺蘇生法やAEDの対象となります。

【参考文献】
1）浦部晶夫, 他（編）：今日の治療薬2016. 南江堂, 東京, 2016.

表❹ 硝酸薬の種類と剤型

	一般名	商品名（先発）	剤型・使用法
即効性硝酸薬	ニトログリセリン	ニトログリセリン	舌下錠①
		ニトロペン	舌下錠②
		ミリスロール	注
		ミオコール	スプレー③、静注、点滴静注
	硝酸イソソルビド	ニトロール	スプレー④
持続性硝酸薬	ニトログリセリン	ミリステープ	テープ⑤
		バソレーターテープ	テープ⑥
		ニトロダームTTS	パッチ⑦
	硝酸イソソルビド	ニトロール	錠⑧、注、点滴静注
		ニトロールR	カプセル⑨
		フランドル	錠⑩、テープ⑪
	一硝酸イソソルビド	アイトロール	錠⑫

製剤見本

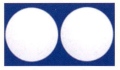
表　裏
① ニトログリセリン
舌下錠0.3mg

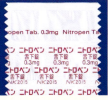
② ニトロペン舌下錠
0.3mg

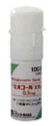
③ ミオコール
スプレー
0.3mg

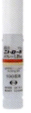
④ ニトロール
スプレー
1.25mg

⑤ ミリステープ5mg

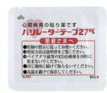
⑥ バソレーターテープ
27mg

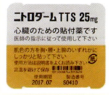
⑦ ニトロダームTTS
25mg

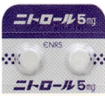
⑧ ニトロール錠5mg

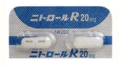
⑨ ニトロールRカプセル
20mg

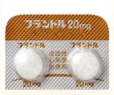
⑩ フランドル錠20mg

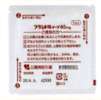
⑪ フランドルテープ40mg

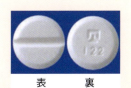
表　裏
⑫ アイトロール錠20mg

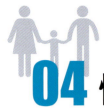

04 慢性腎臓病（CKD）

　慢性腎臓病（Chronic Kidney Disease：CKD）は、腎障害を示す所見や腎機能低下が慢性的に続く状態を示す、比較的新しい病気の概念です。糸球体腎炎、糖尿病腎症や多発性嚢胞腎など、さまざまな腎疾患が含まれます。

　CKDを放置したままにしておくと、末期腎不全となるだけでなく、心筋梗塞や脳卒中などの心血管疾患にもなりやすいことがあきらかになっています（**図1**）。日本腎臓学会の調査によると、国内で約1,330万人と推定されているCKD患者のうち、1年間で約38,000人（日本透析医学会、2012年末調査結果より）が末期腎不全に陥り、透析療法を受けています。

症状

　CKDの初期は、自覚症状がありません。進行すると腎機能が低下し、夜間尿、高血圧、貧血、疲労感、むくみなどの症状が現れます（**図2**）。メタボリックシンドロームの症状である高血圧・高血糖・脂質異常は、腎臓の働きを低下させる要因となるため、CKDの発症と進行の危険因子となります。

検査と診断

　CKDの診断（**表1**）では、**表2**のような検査があります。重症度は、糸球体ろ過量（GFR）と尿蛋白（アルブミン）量を用いて評価します。GFRは腎臓で1分間にろ過される血漿の量のことで、腎機能を表す指標です。

　実際に糸球体ろ過量を測定するには、複雑な検査をしなければなりません。そこで、日常診

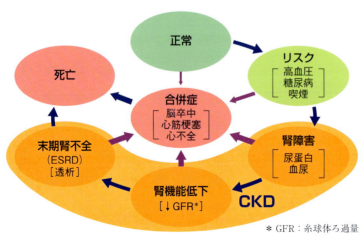

図❶　CKDの発症と進行の概念（参考文献2）より引用）

＊GFR：糸球体ろ過量

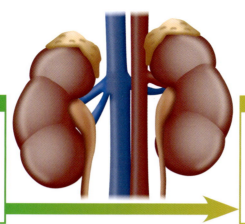

図❷　腎臓の働きとCKD

療においては、血液検査のクレアチニンの値と年齢・性別から、おおよその糸球体ろ過量（推算糸球体ろ過量：eGFR）を計算します。この値が低いほど、腎臓の働きが不良となり、15mL/分/1.73㎡未満では末期腎不全と呼ばれます。

治療

CKDには原因となる疾患が多くあるため、それぞれの原疾患に対する治療法が選択されます。いずれにおいても、食事療法（減塩・低蛋白食、エネルギーコントロール食など）、血圧管理や薬物療法などで、腎機能悪化の予防を図り、腎臓の機能が低下することで起きる症状の改善を行います。同時に、心血管疾患の予防も図ります。

腎機能の著しい低下が進行した状態（末期腎不全）では、尿毒症の症状が強くなるため、体内に溜まった老廃物を除去することが必要となります。

腎代替療法としては、人工透析療法（血液透析、腹膜透析）、根治療法としての腎移植があります。そのうち、多くの患者は血液透析を受けています。

血液透析とは、シャントを通じて血液を体外に取り出し、器械で血液を浄化して戻す方法です。

表❶　CKDの定義

下記の1、2のいずれか、または両方が3ヵ月以上持続した状態
1．構造的あるいは機能的異常が3ヵ月以上持続する腎障害 　・腎の病理学的な異常 　・血液あるいは尿の検査値異常 　・画像検査による腎の形態異常
2．糸球体ろ過量（GFR）が60mL/分/1.73㎡未満に低下していること

表❷　おもな検査

- 尿検査：尿蛋白（アルブミン）など
- 血液検査：クレアチニン（Cr）、尿素窒素（BUN）など
- 画像検査：超音波検査、腹部CT
- 腎生検

表❸ CKDの治療薬

分類		一般名	商品名	剤型
老廃物を排泄する機能を補う薬	経口吸着炭素製剤	球形吸着炭	クレメジン	細粒①、カプセル
体液量や電解質のイオンバランスを調節する薬	高カリウム血症改善薬	ポリスチン	カリメート	散、ドライシロップ②、経口液
	高リン血症改善薬	ゼベラマー	レナジェル	錠
		ビキサロマー	キックリン	カプセル③
血圧を調整する薬	降圧薬 ACE阻害薬	カプトプリル	カプトリル	細粒、錠
		エナラプリル	レニベース	錠
	降圧薬 ARB	カンデサルタンシレキセチル	ブロプレス	錠
		ロサルタンカリウム	ニューロタン	錠
	降圧薬 Ca拮抗薬	アムロジピンベシル	ノルバスク	錠、OD錠
		ニフェジピン	アダラート	カプセル
	利尿薬 サイアザイド系	トリクロルメチアジド	フルイトラン	錠
		ヒドロクロロチアジド	ヒドロクロロチアジド	錠、OD錠
	利尿薬 ループ系	フロセミド	ラシックス	細粒、錠、注
造血ホルモン分泌を補助する薬	エリスロポエチン製剤	ダルベポエチンアルファ	ネスプ	注射液
		エポエチンベータペゴル	ミルセラ	注
活性型ビタミンDを補助する薬	活性型ビタミンD製剤	アルファカルシドール	ワンアルファ	錠、内用液
			アルファロール	カプセル、内用液、散
		カルシトリオール	ロカルトロール	カプセル、注
		エルデカルシトール	エディロール	カプセル

製剤見本

① クレメジン細粒

② カリメートドライシロップ92.59%

③ キックリンカプセル250mg

1回4時間の透析を週3回、医療施設にて受ける必要があります。

薬物療法については、**表3**に腎臓の機能別に示します。

1．老廃物を体から排泄する機能を補う

経口吸着炭素製剤を用いて、尿毒症の原因となる毒素を腸の中で吸着させて、便とともに排泄させます。

2．体液量・電解質のイオンバランスを保つ機能を補う

排泄できなくなったカリウムやリンの血液中の濃度が高まるため、高カリウム血症治療薬や高リ

ン血症治療薬を用いて、カリウムやリンを腸の中で吸着させて排泄させます。

3．血圧の調整をする機能を補う

腎臓は、塩分と水分の排出量をコントロールすると同時に、血圧を維持するホルモン（レニン）を分泌し、血圧を調整しています。レニンによって活性化されたアンジオテンシンⅡという物質には、強力な血圧上昇作用があります。

CKDを伴う高血圧には、腎臓を保護する作用がある降圧薬を使います。おもに、レニン-アンジオテンシン（RA）系阻害薬であるアンジオテンシン変換酵素阻害薬（ACE阻害薬）、アンジオテンシンⅡ受容体拮抗薬（ARB）やカルシウム拮抗薬が使われます。

利尿薬は、尿の量を増やして、体内の余分な水分やナトリウムの排出を促すことで血圧を下げ、むくみをとります。

4．造血ホルモンを分泌する機能を補う

赤血球は、骨髄中の造血細胞が腎臓から出るホルモン（エリスロポエチン）の刺激を受けて作られます。このホルモンがないと血液が十分に作られず、貧血（腎性貧血）になってしまいます。エリスロポエチン製剤を注射することで補います。

5．活性型ビタミンDを作る機能を補う

骨の生成に必要なため、活性型ビタミンD製剤にて補い、骨がもろくなることを防ぎます

歯科治療時の注意点

1. CKD患者では、病態に応じて歯周炎の増悪がみられます。
2. 非ステロイド性消炎鎮痛薬（NSAIDs）は腎機能障害を悪化させる可能性があります。歯科で頻用されるロキソプロフェンナトリウム、ジクロフェナクナトリウムなどの使用は避けます。
3. 腎排泄型の抗菌薬は蓄積する傾向があります。CKDの病態に応じて、抗菌薬の種類、投与量と投与間隔に配慮します。
4. 透析患者における観血処置

- 抜歯や縁下歯石除去などの観血処置は、透析日以外の午前中に行うことが基本です。なお、透析間隔が2日空いている日は避けます。
- 透析では、ヘパリンなどの抗凝固薬を使用することで出血傾向を生じるため、局所止血に配慮します。1回に行うスケーリングの範囲を狭くする場合もあります。
- 観血処置に伴って出血が持続すると、飲み込んだ赤血球内のカリウムによって、高カリウム血症を起こすことがあります。そのため、観血処置の前後は、透析に用いる抗凝固薬の減量・変更が求められる場合がありますので、透析施設と事前の打ち合わせとともに、止血状態に関しても、緊密な連絡をとる必要があります。

【参考文献】
1) 日本腎臓学会（編）：エビデンスに基づくCKD診療ガイドライン2013. 東京医学社, 東京, 2013.
2) 日本腎臓学会（編）：CKD診療ガイド2012. 東京医学社, 東京, 2012.
3) 浦部晶夫, 他（編）：今日の治療薬2016. 南江堂, 東京, 2016.

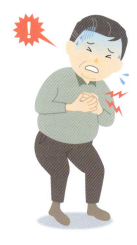

3章
脳神経疾患

脳卒中……………………… 52
認知症……………………… 58
パーキンソン病…………… 64
てんかん…………………… 70
頭痛………………………… 76
睡眠障害…………………… 82
うつ病……………………… 88

01 脳卒中

　脳卒中は脳の血管障害の総称で、脳の血管が詰まる脳梗塞と、脳の血管が破れて出血する脳出血やくも膜下出血があります（**図1**）。障害の結果、脳細胞の一部が壊死して、脳の働きに支障が生じ、しびれ・麻痺などの症状を呈します。

　脳卒中の患者は、現在約150万人といわれ、毎年25万人以上が新たに発症していると推測されています。脳梗塞は、その約8割を占めます。日本人の脳梗塞は、高血圧により穿通枝が詰まるラクナ梗塞が多いものの、高脂血症に関係する動脈硬化によって皮質枝が詰まるアテローム血栓性脳梗塞や、心房細動によって生じた心臓内の血液の塊（血栓）が脳の動脈を詰まらせてしまう脳塞栓も増加しています。

　脳卒中は、日本人の死亡原因としてがん、心疾患についで第3位であり、寝たきりになる疾患の

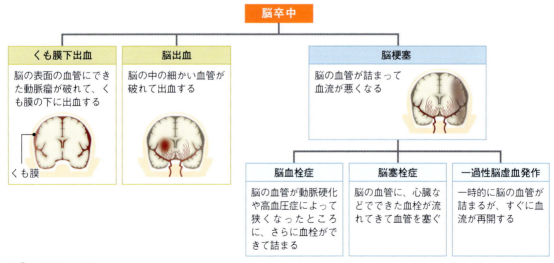

図❶　脳卒中の分類

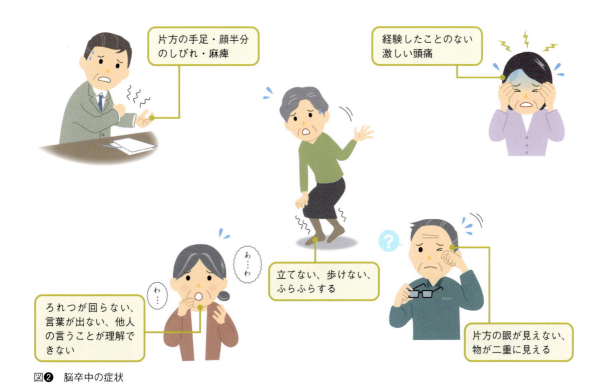

図❷ 脳卒中の症状

第1位となっています。脳卒中の危険因子としては、年齢、男性、高血圧、糖尿病、脂質異常、喫煙、心房細動、大量飲酒が挙げられ、発症予防・再発予防ともに、高血圧のコントロールが最も重要とされています。

症状

脳卒中は突然に起こります。手足のしびれや、力が入らない（麻痺）、言語障害などの神経の症状が突然に起こったときは、脳卒中が疑われます（図2）。

検査

脳卒中が疑われた場合、**表1**の検査において、脳卒中以外の疾患を鑑別するとともに、脳卒中であれば基本病型のどれに該当するかを診断します。脳出血の診断では、画像診断による被殻や視床などの出血部位、出血量の把握が重要です。精密検査にて、脳梗塞であれば、その臨床病型（図1）の診断を行い、治療方針が決定されます。

治療

●脳梗塞：急性期の治療

薬物療法による内科的な治療が中心になります。主に血管内で詰まった血液の塊を溶かす薬と、脳を守って、麻痺などの症状の改善を図る薬が用いられます。症状に応じて、**表2**の治療を組み合わせて行われます。

●脳梗塞：慢性期の治療

慢性期の治療は、再発予防のための内服薬が中心となります。基礎疾患（高血圧・高脂血症）の治療薬、血栓をできにくくする抗血小板薬・抗凝固薬の他に、脳の血液の流れをよくする薬や、てんかん・めまいなどの症状を改善する抗てんかん薬なども使用されます。

●抗血小板薬・抗凝固薬

血液が固まる過程では、まず血液中の血小板が凝集した後、凝固因子が反応して血液が固まってきます。そのなかでトロンビンが活性化され、フィブリンが合成されて、血液の固まりを硬く大きくします。このような過程を抑制する薬として、抗血小板薬と抗凝固薬があります（**表3**）。

アスピリンに代表される抗血小板薬は、血小板の凝集を抑える薬です。経口の抗凝固薬には、代表的なワルファリンの他に、トロンビンの活性を阻害するダビガトランやトロンビンに作用する第Ｘa因子の活性を抑制する合成Ｘa阻害薬があります。動脈硬化が主体となる血栓症を防ぐには、血小板の働きを抑えることが必要で、血液が滞ることが主体となって起こる血栓症では、凝固因子の働きを抑えることが必要となります。

表❶　脳卒中の検査

●病歴の聴取
●診察：血圧、神経学的重症度評価
●頭部 CT・MRI 検査
●一般臨床検査：末梢血液検査、血液凝固・血小板機能、血糖、肝・腎機能、動脈血ガス分析
●心臓の検査：心電図、胸部Ｘ線検査、超音波検査、ホルター心電図
●脳血管の検査：血管超音波検査、MR アンギオグラフィー、CT アンギオグラフィー、脳血管造影
●脳の局所血液量の検査：脳 SPECT など

表❷　脳梗塞　急性期の治療

	使用薬剤	投与法
血栓溶解療法	t-PA（アルテプラーゼ）	静脈投与
	ウロキナーゼ	点滴静注
抗凝固療法	ヘパリン	点滴静注
	アルガトロバン	点滴静注
抗血小板療法	アスピリン	経口投与
血液希釈療法	低分子デキストラン	点滴静注
脳浮腫軽減療法	グリセオール	点滴静注
	マンニトール	点滴静注
脳保護法	エダラボン	点滴静注

　なお、血小板と凝固因子とは、互いに影響し合って血栓を形成するため、抗血小板薬と抗凝固薬の両者が必要になることもあります。

● NOACs

　ワルファリン以外の4種類の経口抗凝固薬（表3）は、近年発売されたもので、非ビタミンK阻害経口抗凝固薬（Non-vitamin K antagonist oral anticoagulants：NOACs）と呼ばれます。ワルファリンは血液検査（PT-INR）によってモニタリングを行いますが、NOACsはモニタリングの方法がないので採血を必要としません。NOACsはワルファリンと比較すると、早く効いて早く切れます。また、腎機能への影響がそれぞれに異なります。

●脳出血・くも膜下出血の治療

　出血によって破壊された脳組織自体は、もとどおりに回復させることはできません。治療として、再出血による血腫の増大を防ぐこと、血腫による脳内の圧の上昇を防ぐこと、血腫周囲の脳浮腫の進行を抑えることなどを目的に、薬物療法が行われます。

　脳出血の外科治療として、頭蓋骨を開いて血腫を取り除く方法、もしくは小さい穴を頭蓋骨に開けて血腫を吸引する方法が行われています。くも膜下出血では、開頭手術を行って破裂した脳動脈瘤をクリップで止める方法、もしくは血管内に挿入したカテーテルを用いて、瘤の内部にコイルを

表❸ おもな抗血小板薬と経口抗凝固薬

	一般名	主な商品名	剤型
抗血小板薬	アスピリン	バイアスピリン	錠①
	クロピドグレル	プラビックス	錠②
	シロスタゾール	プレタール	OD錠③、散
	チクロピジン	パナルジン	錠④、細粒
経口抗凝固薬	ワルファリン	ワーファリン	錠⑤、顆粒
	ダビガトラン	プラザキサ	カプセル⑥
	リバーロキサバン	イグザレルト	錠⑦
	アピキサバン	エリキュース	錠⑧
	エドキサバン	リクシアナ	錠⑨

製剤見本

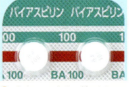
①バイアスピリン錠100mg

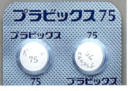
②ブラビックス錠75mg

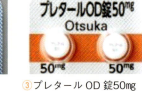
③プレタールOD錠50mg

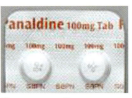
④パナルジン錠100mg

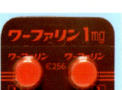
⑤ワーファリン錠1mg

⑥プラザキサカプセル75mg

⑦イグザレルト錠15mg

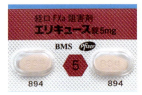
⑧エリキュース錠5mg

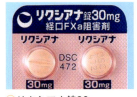
⑨リクシアナ錠30mg

入れて止血する方法がとられています。

リハビリテーション

　脳卒中の後遺障害として、手足の麻痺、言語障害、嚥下障害などが出やすいため、急性期の安定した段階で、運動麻痺などの症状に対するリハビリテーションを開始し、慢性期にも内容を変えて行います。歩行や嚥下訓練などで、日常生活復帰を目指します。手足のこわばりに対しては、ボツリヌス毒素の注射も有効とされています。

歯科治療時の注意点

　脳卒中の後遺障害として、四肢の運動あるいは知覚の麻痺が起こります。そのため、健常時と同じ口腔清掃を行うことが困難になります。また、摂食嚥下障害が認められる場合があり、しっかりとした口腔ケアが必須です。器具・姿勢の工夫や利き手交換など、個人に合わせた清掃方法の指導も必要となります。

　脳卒中後の歯科治療は、血圧の変動を避けるために、ストレスを与えないように配慮する必要があります。経過や血圧が安定するまでの間は、口腔ケア以外、応急処置にて対応します。

　抜歯を含めた一般的な歯科治療の際には、脳卒中の予防のための抗血小板薬や抗凝固薬の服用を中止しないことが原則です。局所止血に配慮する必要があります。

【参考文献】
1）日本脳卒中学会脳卒中ガイドライン委員会：脳卒中治療ガイドライン2015. 協和企画，東京，2015.

02 認知症

　認知症とは、生後いったん正常に発達した種々の精神機能が、慢性的に減退・消失することで、日常生活・社会生活を営めない状態をいいます。認知症は症候に対する名称であり、原因となる種々の疾患があります。脳の神経細胞の異常が原因で起こるアルツハイマー型認知症、レビー小体型認知症、前頭側頭型認知症の「変性性認知症」、脳梗塞など脳の血管の異常が原因で起こる「脳血管性認知症」や、脳外傷・脳炎などで起こるその他の認知症があります（**表1、図1**）。

　認知症のなかで最も多いのは、アルツハイマー型認知症で、全体の約50％を占めます。次いで脳血管性認知症、およびレビー小体型認知症です。いずれも根本的に治す治療法はありませんが、その他の認知症のなかには、治療可能なものもあります。

　認知症の患者さんは、2010年の時点で全国に200万人程度、65歳以上の高齢者における有病率は8〜10％程度と推定されています。加齢とともに増加し、85歳ではおよそ4人に1人となります。今後も高齢者人口の増加とともに患者数も増加し、2020年には325万人まで増加すると推測されています。なお、65歳未満で発症するものは、若年性認知症と呼ばれています。

症状

　認知症の症状は、「中核症状」と「行動・心理症状」に大別されます（**図2**）。

表❶　認知症の原因となる疾患と特徴

	疾　患	特　徴
神経変性疾患	アルツハイマー型認知症	・アミロイドβ蛋白の蓄積により神経細胞が死んで減少、脳の萎縮が進行する ・もの忘れが進行、見当識障害
	レビー小体型認知症	・レビー小体という蛋白の蓄積によって神経細胞が死んで減少、脳の萎縮が進行する ・幻視、パーキンソニズム ・日によって症状に変動がある
	前頭側頭型認知症	・前頭葉と側頭葉の萎縮が徐々に進行する ・自分勝手な発言や行動が多い ・毎日決まった行動を繰り返す
脳血管障害	脳血管性認知症	・脳卒中が原因で起こる ・日常生活の実行機能が障害される ・思考や動作が緩慢
その他	頭部外傷、脳腫瘍、正常圧水頭症、感染症、内分泌疾患、薬物	

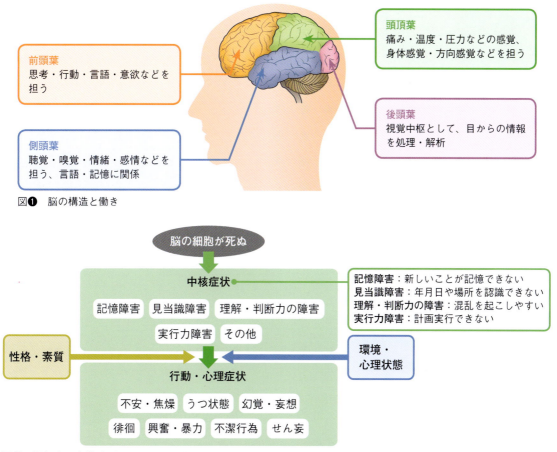

図❶ 脳の構造と働き

図❷ 認知症の症状（認知症サポーター養成講座標準教材［特定非営利活動法人地域ケア政策ネットワーク全国キャラバンメイト連絡協議会作成］より引用改変）

　脳の細胞が壊れることによって直接起こる症状を「中核症状」と呼びます。記憶障害や見当識障害、理解・判断力の低下、実行機能の低下があります。中核症状によって生活上の困難にうまく適応できない場合に、本人の性格・素質・環境・身体要因・心理状態が加わって起こる、うつ状態や妄想のような精神症状、および日常生活への適応を困難にする行動上の問題が起きてきます。これらを「行動・心理症状」と呼びます。この他、認知症にはその原因によって多少の違いはあるものの、さまざまな身体的な症状も発現します。

　アルツハイマー型認知症に代表される認知症の

臨床経過において、初期は記憶に限定した認知障害を認めます。次第に、新たに覚えることのできない記憶障害があきらかとなり、買い物や食事の支度などの日常生活における障害が進行します。徐々に妄想や焦燥、不穏、うつ状態などの行動・心理症状が現れてきます。

次いで、記憶障害は過去の重要な出来事にも及びます。症状が重度になると、精神機能の障害だけではなく身体機能の低下が起こり、歩行困難、嚥下障害や失禁などがみられ、衰弱が進行して痩身となり、寝たきりになります。その後、亡くなった場合、死因としては誤嚥性肺炎や尿路感染に由来する敗血症などが多いとされます。

検査と診断

認知症を診断するためには、表2に示す検査があります。診断は、認知症疾患治療ガイドライン（日本神経学会）に則って行われており、診断基準としては、アメリカ精神医学会によるDSM-Ⅳ（同学会で定義している精神疾患の分類と診断のマニュアルと基準）が広く用いられています。この診断基準を満たす状態は、かなり進行した認知症となります。早期診断・早期治療を考えるうえで、認知症の前駆状態は、軽度認知障害（MCI）として注目されています。

なお、認知症における「もの忘れ」と、加齢に伴う「もの忘れ」は、本来異なるものです。加齢に伴う病的でない「もの忘れ」では、一般的な知識を忘れることが多く、本人が「もの忘れ」を自覚しています。対して、認知症でみられる「もの忘れ」では、自分の経験した出来事を忘れ、ヒントがあっても思い出せず、また「もの忘れ」を自覚していません。「もの忘れ」のなかにMCIが見出せれば、早期からの治療や対応が可能となります。

治療

認知症を完全に治す方法はありませんが、治療やケアを行うことによって症状の進行を抑え、症状を軽くすることは可能です。それは同時に、介護者の負担を軽くすることに繋がります。

認知症の治療は、薬物療法とリハビリテーションが主体です。薬物療法では、認知症の進行を遅らせ、脳の機能低下を抑える薬を、剤型を選択して使用します。徘徊などの行動・心理症状に応じて、抗精神病薬、抗不安薬、抗パーキンソン薬などが投与されます。

表❷　認知症の検査
- 家族・周囲からの情報収集
- 診察・問診
- 心理検査：主に認知機能障害に対しての判定。スクリーニング検査と精密検査が複数ある
  - ミニメンタルステート検査
  - 長谷川式簡易知能評価スケール
  - アルツハイマー病評価尺度、他
- 血液検査：主に鑑別診断のため
- 画像検査
  - CT、MRI：脳の形態変化
  - SPECT：脳の血流
  - PET：脳の代謝

表❸　アルツハイマー型認知症の治療薬

	一般名	商品名	作用機序	適応症	剤型	投与回数
コリンエステラーゼ阻害薬	ドネペジル	アリセプト	アセチルコリンエステラーゼ阻害	軽度から高度	錠 口腔内崩壊剤 細粒① 経口ゼリー	1日1回
	ガランタミン	レミニール	アセチルコリンエステラーゼ阻害 ニコチン受容体増強作用	軽度・中等度	錠 口腔内崩壊剤② 経口液	1日2回
	リバスチグミン	イクセロン リバスタッチ	アセチルコリンエステラーゼ阻害 ブチリルコリンエステラーゼ阻害	軽度・中等度	パッチ③	1日1回
神経保護薬	メマンチン	メマリー	NMDA受容体アンタゴニスト	中等度から高度	錠④	1日1回

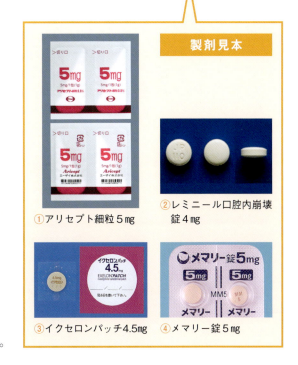

製剤見本

①アリセプト細粒5mg
②レミニール口腔内崩壊錠4mg
③イクセロンパッチ4.5mg
④メマリー錠5mg

　リハビリテーションには、回想法、音楽療法、芸術療法、学習療法などがあり、症状に合わせて適切なリハビリテーションを選択することになります。また、適度な運動も大切です。

　認知症では、治療とともに家族や周囲の対応が重要です。認知症を十分に理解したうえで、適切な声かけや接し方をすることが望ましいとされています。

● アルツハイマー型認知症の治療薬

　アルツハイマー型認知症の認知機能障害に対する治療薬には、コリンエステラーゼ阻害薬と神経保護薬（NMDA受容体拮抗薬）があります（**表3**）。

ドネペジルは、レビー小体型認知症の適応が追加されました。

1．コリンエステラーゼ阻害薬（ChE 阻害薬）

認知症の標準薬として、国内外で広く使用されています。アルツハイマー型認知症では、脳内コリン作動性神経系の顕著な障害が認められています。神経伝達物質であるアセチルコリンの増強作用により、記憶や思考力の改善を図ります。

脳において、記憶に大きくかかわっている神経伝達物質として、アセチルコリンがあります（図3）。神経細胞のシナプス部分で分泌されるアセチルコリンは、アセチルコリンエステラーゼ（AChE）という酵素によって分解されます。この酵素を阻害する薬によって、アセチルコリンの分解を抑制し、脳内での濃度を高め、コリン作動性神経の神経伝達を促進することで、認知症の症状の改善を図ります。

リバスチグミンは AChE だけでなく、別の酵素ブチリルコリンエステラーゼを阻害する作用を併せもっています。ガランタミンは、AChE 阻害作用だけでなく、神経伝達物質の受容体の感受性を高める作用も有しています。

2．NMDA 受容体拮抗薬

過剰なグルタミン酸による N- メチル -D- アスパラギン酸（NMDA）型グルタミン酸受容体の過活性を抑えることで神経を保護し、記憶にかかわる神経機能を改善します。

歯科治療時の注意点

1．認知症患者では、咬合力、咀嚼能力、嚥下機能が低下します。口腔清掃の自立度も低下し、さらに義歯使用や食事自立も困難となるため、

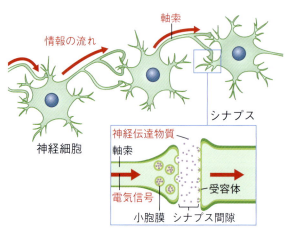

図❸　神経細胞と神経伝達物質

表❹ 認知症のステージに対応した口腔ケア（平野浩彦，本間 昭：実践！ 認知症を支える口腔のケア．東京都高齢者研究福祉振興財団、2007. より引用改変）

アルツハイマー型認知症のステージ	セルフケア	支援・介助
軽度	・従来のブラッシング法は何とか維持されるものの、口腔清掃状況に低下を認める ・新たな清掃器具、手技などの指導の受け入れは極めて困難となる	・複雑な指導の受け入れが困難となるため、単純な指導を適宜行うことによって口腔清掃の自立を促すことが必要となる ・一部介助も必要となる時期であるが、介助の受け入れは自尊心が障害となり、困難な場合が多い
中等度	・自らのブラッシング行為は遂行困難となる	・口腔清掃を促すことにより、口腔清掃の自立は困難ながら保持できる。介助は導入に配慮が必要で、不適切な導入は介助拒否となることもある ・対象者の食事への嗜好性に配慮した食事提供が必要となる
やや高度	・セルフケアが困難となる ・清掃行為が困難となるため、ブラッシングも行わなくなる。歯ブラシを提示するとブラッシング行為を行うこともあるが、清掃行為としての認識は低下	・口腔清掃は一部介助が必要となり、全介助の場合もある。対象者の不快感を極力軽減する配慮が必要となる ・使用可能な食具を選択する際には、一口量が過剰にならない配慮が必要となる ・食事の配膳などにも配慮が必要となり、場合によっては一品ごとに提供することも効果的である
高度	・セルフケアが顕著に困難となる	・口腔清掃は全介助となる。口腔内感覚の惹起を目的に、食事提供前の口腔ケアも効果的な場合もある ・食事環境の整備に配慮が必要となり、食事も一部介助から全介助となる。さらには経口摂取が困難となるため、経管栄養なども必要となる

歯科介入は有用です。
2．本人に治療の必要性や内容を理解してもらえず、治療協力が得られないため、治療姿勢や開口の保持など、安全への配慮が必要です。
3．口腔ケアに関しては、個々の病態や病期に対応する必要があります（**表4**）。

【参考文献】
1）「認知症疾患治療ガイドライン」合同作成委員会編：認知症疾患治療ガイドライン2010.
2）佐藤 保：日本歯科医師会報告―認知症医療介護―．2012.

03 パーキンソン病

不随意運動

　自分の意思とは関係なく現れる異常運動のことを、不随意運動といいます。原因はさまざまですが、その性状によって分類されています（**表1**）。なかでも、振戦のうち、安静時にみられる振戦はパーキンソン病の特徴的な症状の一つです。一方、字を書いたり、物を持ったりするときにみられる振戦（姿勢時振戦）で、とくに原因がはっきりしないものは本態性振戦と呼ばれています。オーラルジスキネジアは、パーキンソン病治療薬や抗精神病薬の副作用で起こることがあります。

パーキンソン病

　パーキンソン病は、慢性進行性の神経変性疾患です。脳の真ん中にある中脳の黒質というドパミンを作る神経細胞が壊れることで生じます。筋肉を動かす神経をコントロールする神経伝達物質であるドパミンが減少し、体を自由に動かすことができなくなってしまう病気です。パーキンソン病は、通常50歳以上の人に発症します。高齢社会のなかで増加しており、日本では15万人ほどの患者がいます。

表❶　不随意運動の種類

振戦	律動的に細かく振動するような運動
バリスムス	上下肢全体を投げ出すような、または振り回すような大きく激しい不随意運動
アテトーゼ	手足や頭をゆっくりとくねらせるような動きをする不随意運動
ジストニア	筋肉の緊張の異常によって異常な姿勢、肢位をとるもの
ミオクローヌス	手足、全身のビクッとするすばやい動き
ジスキネジア	自分で止められない、止めてもすぐに出現するおかしな動きの総称
オーラルジスキネジア	口をもぐもぐさせたり、舌をペチャペチャさせるような不随意運動

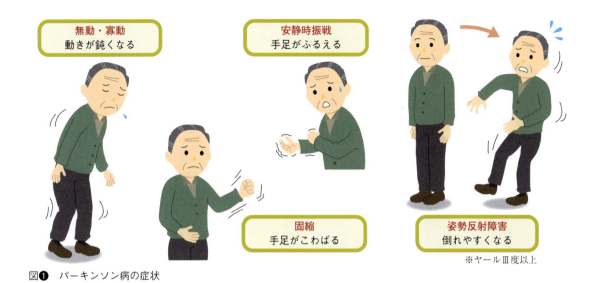

図❶ パーキンソン病の症状

症状

　パーキンソン病の症状には、安静時のふるえ、体のこわばり、動作の緩慢・無動、歩行障害という4大症状があります（**図1**）。また、およそ50％の患者が摂食嚥下障害を伴います。さらに、運動機能の異常以外にも、自律神経に関係する内臓機能の異常や精神症状が現れます。加えて、起立性低血圧、頻尿、排尿障害や便秘、また不眠、幻視や意欲喪失によるうつなどの症状を伴うことがあります。

検査と診断

　パーキンソン病は、その主要症状である安静時振戦、固縮、無動・寡動、姿勢反射障害の程度や進み方などで判断されます。パーキンソン病でみられる症状は他の病気でも認められることがあり、パーキンソン症候群と呼ばれています。その原因はさまざまで、他の神経変性疾患、脳梗塞、水頭症、脳炎の後遺症、薬の副作用などで認められます。パーキンソン病と同症候群とを鑑別するために、CTやMRI、核医学検査などの画像診断が行われる場合があります。パーキンソン症候群では、パーキンソン病治療薬の効果は低くなります。

パーキンソン病治療薬

　治療には、症状の緩和を図る目的で、薬物療法、外科療法、理学療法があり、薬物療法が中心です。

表❷　パーキンソン病治療薬の種類と特徴

レボドパ（L-ドパ）	脳内でドパミンに変わり、ドパミンを補う
ドパミン受容体刺激薬	ドパミン受容体刺激作用がある
MAO-B 阻害薬	ドパミンの分解抑制作用がある
COMT 阻害薬	L-ドパの効果持続時間を延長する
抗コリン薬	アセチルコリンニューロンの活動を抑制する
ドパミン遊離促進薬	ドパミンの遊離促進作用がある
ノルアドレナリン前駆物質	すくみ足、起立性低血圧に有効である
アデノシン A_{2A} 受容体拮抗薬	wearing off の改善がみられる
レボドパ賦活薬	パーキンソン症状の改善がみられる

用いられる薬剤には、主剤であるレボドパ（L-ドパ）とドパミン受容体刺激薬（ドパミンアゴニスト）、さらにこれを補助する7つの薬剤があります（**表2**）。レボドパはドパミンの分泌量を増やし、ドパミン受容体刺激薬はドパミンの受け取る量を増やすことで、減少したドパミンを補います。

薬物療法では、ヤールの重症度分類（**表3**）のⅠ、Ⅱ度までの改善が得られることを目標に、長期投与による副作用を考慮して処方されます。レボドパは、最も有効な薬剤ですが、長期にわたって服用すると、薬効持続時間の短縮、症状の日内変動や副作用が出現し、症状のコントロールが困難になることが知られています。そのため、パーキンソン病治療ガイドラインでは、高齢、認知機能障害や精神症状のある場合を除き、初期治療はドパミン受容体刺激薬で開始し、改善が不十分な場合にレボドパを追加することが推奨されています。代表的なパーキンソン病治療薬を**表5**に示します。なお、他の不随意運動の症状緩和には、**表4**に示す薬剤が用いられています。

歯科治療時の注意点

1. 不随意運動のため、患者自身では十分な口腔清掃や義歯の着脱が困難です。症状に合わせた口腔ケアの工夫が必要です。
2. 転倒や起立性低血圧を起こしやすいので、誘導や体位の変換に配慮を要します。

表❸ ヤールの重症度分類

I	症状が片方の手足のみで、日常生活への影響は極めて軽微
II	症状が両方の手足にみられるが、まだ障害は軽く、日常生活において多少の不自由はあっても従来どおり可能であり、歩行障害はないか、あっても軽微である
III	症状が両方の手足にみられ、典型的な前屈姿勢、小刻み歩行がみられる。日常生活は自立しているが、職種の変更など、かなりの制約を受けている
IV	両方の手足に強い症状があり、自力での歩行は不可能であるが、支えてもらえば可能である。日常生活でもかなりの介助を要する
V	ベッドまたは車椅子の生活で、ほとんど寝たきり。全面的介助を要する

表❹ 不随意運動に対して用いられる薬

	一般名	商品名
本態性振戦	アロチノロール	アルマール
	クロナゼパム	リボトリール
バリスムス	ハロペリドール	セレネース
ジストニア	トリヘキシフェニジル	アーテン
ミオクローヌス	クロナゼパム	リボトリール

3．治療薬の副作用で、オーラルジスキネジアを認めることがあります。治療時には、舌や口唇などの組織を傷つけないように注意が必要です。

4．オーラルジスキネジアにより、義歯が不安定となるので、義歯の設計やケアに配慮を要します。

【参考文献】
1）日本神経学会（監），パーキンソン病治療ガイドライン作成委員会（編）：パーキンソン病治療ガイドライン2011．医学書院，東京，2011．
2）浦部晶夫，他（編）：今日の治療薬2016．南江堂，東京，2016．

表❺　代表的なパーキンソン病治療薬

	一般名	商品名	剤型
レボドパ含有製剤	レボドパ	ドパストン	散、カプセル①、注射液
		ドパゾール	錠
	レボドパ・カルビドパ配合	ネオドパストン	配合錠②
		メネシット	配合錠③
	レボドパ・ベンセラジド配合	マドパー	配合錠
		イーシー・ドパール	配合錠④
		ネオドパゾール	配合錠
ドパミン受容体刺激薬（ドパミンアゴニスト）	ブロモクリプチン	パーロデル	錠⑤
	ペルゴリド	ペルマックス	錠⑥
	カベルゴリン	カバサール	錠⑦
	タリペキソール	ドミン	錠
	プラミペキソール	ビ・シフロール	錠⑧
		ミラペックス	LA錠⑨
	ロピニロール	レキップ	錠⑩、徐放錠
	ロチゴチン	ニュープロ	パッチ
	アポモルヒネ	アポカイン	皮下注
MAO-B阻害薬	セレギリン	エフピー	OD錠
COMT阻害薬	エンタカポン	コムタン	錠
抗コリン薬	トリヘキシフェニジル	アーテン	散、錠
		トレミン	散、錠
	ビペリデン	アキネトン	細粒、錠、注射液
	プロフェナミン	パーキン	散、糖衣錠
	ピロヘプチン	トリモール	細粒、錠
	メチキセン	コリンホール	散、錠
	マザチコール	ペントナ	散、錠
ドパミン遊離促進薬	アマンタジン	シンメトレル	錠、細粒
ノルアドレナリン前駆物質	ドロキシドパ	ドプス	細粒、OD錠、カプセル
アデノシンA₂A受容体拮抗薬	イストラデフィリン	ノウリアスト	錠
レボドパ賦活薬	ゾニサミド	トレリーフ	錠

製剤見本

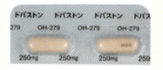
①ドパストンカプセル250mg

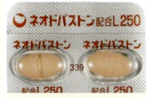
②ネオドパストン配合錠L250

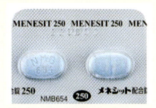
③メネシット配合錠250mg

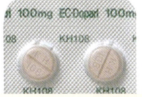
④イーシー・ドパール配合錠100mg

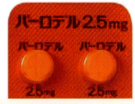
⑤パーロデル錠2.5mg

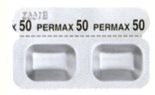
⑥ペルマックス錠50μg

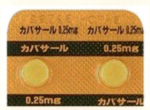
⑦カバサール錠0.25mg

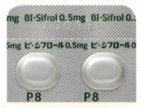
⑧ビ・シフロール錠0.5mg

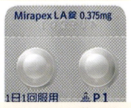
⑨ミラペックスLA錠0.375mg

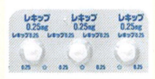
⑩レキップ錠0.25mg

04 てんかん

　てんかんは、てんかん発作を繰り返す脳の慢性疾患で、乳幼児から高齢者まで、どの年齢でも発病する可能性があり、日本ではおよそ60〜100万人の患者がいます。てんかん発作は、常時電気的活動を行っている脳の神経細胞に、突然激しい電気的な興奮が生じることによって起こります。症状は基本的に一過性で、発作終了後はもとどおりの状態に回復することが特徴です。異常な電気活動が脳のどの範囲で起こるかにより、さまざまな発作症状を示します。

　てんかん発作は、脳の一部が興奮する部分発作と、脳の大部分もしくは全体が興奮する全般発作に大別されます（図1）。また、発作を引き起こす原因により、脳腫瘍や頭部外傷後遺症などのあきらかな原因がある場合は症候性てんかん、原因不明の場合は特発性てんかんと呼ばれています。

症状

　全般発作の症状としては、強直間代発作、欠神発作、ミオクロニー発作、脱力発作があります（図

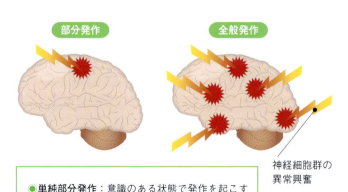

- 単純部分発作：意識のある状態で発作を起こす
- 複雑部分発作：意識のない状態で発作を起こす
- 二次性全般化：部分発作から全般発作に移行

図❶　てんかん発作の分類と機序

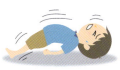
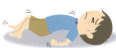
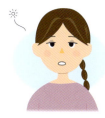
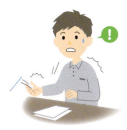
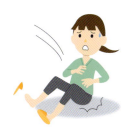

図❷　全般発作の症状

表❶　単純部分発作の症状

運動機能	感覚器	自律神経	記憶や感情
・手足や顔がつっぱる ・腕や足の一部がガクガクする ・体がねじれる ・体全体が片方に引かれる ・体が回転する	・光が見える ・目がかすむ ・音や声が聞こえる ・不快な臭いがする ・体の一部がチクチクする ・体の一部がしびれる	・動悸 ・呼吸数の変化 ・発汗 ・皮膚の紅潮 ・顔面蒼白 ・発熱 ・寒気 ・頭痛 ・吐き気 ・不安感	・既視感 ・奇妙な考え ・恐怖感 ・幸福感

2)。強直発作では、全身がこわばったり、つっぱったりして硬直化し、意識消失や動けないことで倒れ込みます。間代発作では、全身ががくがく震える痙攣発作が起こります。強直間代発作では、15〜30秒の強直発作と30〜90秒の間代発作を起こします。ミオクロニー発作は、体全体あるいは頭部・足の両側の筋肉の一部が強く収縮します。

また、意識のある状態で起こす単純部分発作では、運動機能、感覚器、自律神経および記憶や感情の症状が出現します（表1）。複雑部分発作は、単純部分発作から意識を失う発作に進展します（表2）。

表❷　複雑部分発作の症状

異常感覚	・突然に妙な臭いや味 ・その後、意識消失・精神運動発作
精神運動発作	・手をたたく、モゾモゾ動かす ・口をモグモグさせる ・唇を舐める ・その場に相応しくない行動をとる
認知・感情の変化	・既視感 ・恐怖感

診断

　てんかん発作を繰り返し起こす場合には、本人と家族に対して病歴の聴取が行われ、基本的には脳波検査とMRI検査が施行されて、てんかんの診断と原因確認がなされます。

　脳波検査では、脳の神経細胞が出すわずかな電流を記録します。正常時の脳波は小さなさざ波のような波形ですが、発作が起こるときには、いくつかの神経細胞が同時に電気を出すため、大きな電流が流れて棘波や鋭波として現れ、てんかん発作に関係する異常な脳波（発作波）として捉えることができます。

　てんかんの診断確定後は、規則正しい生活を遵守します。危険な場所での作業や交通機関の運転は原則禁止となりますが、発作が抑制されているなどの一定の条件を満たせば、専門医による適正検査・診断を受けることにより、運転免許証の取得が可能です。

治療

　てんかんの治療は、発作をいかに消失させるか、あるいは意識消失を伴う発作の回数をいかに減らせるかが主要な目標となります。その治療は、抗てんかん薬による薬物療法が主体です。

　抗てんかん薬には、大脳の神経細胞の過剰な電気的興奮を抑えるタイプと、興奮の広がりを抑える働きを強めるタイプがあります。前者は、ナトリウムイオンやカルシウムイオンが細胞膜を通過することを抑制し、神経細胞の興奮を抑えます。後者は、脳中の興奮を抑える働きをもつ物質GABAの作用を強めることで抑制します。新世代薬は、従来の薬の機序に加え、シナプス小胞からの神経伝達物質の放出を抑制することで過剰な興奮を抑え、抑制的な働きを強める薬です（**表3**）。

　抗てんかん薬の選択は発作型に従って決定されます（**表4**）。治療は第一選択薬の単剤から開始され、薬剤の血中濃度、臨床効果や有害事象によっ

表❸　主な抗てんかん薬

	一般名	商品名	剤型
従来薬	カルバマゼピン	テグレトール	細粒、錠①
	クロバザム	マイスタン	細粒、錠②
	クロナゼパム	リボトリール	細粒、錠③
	ジアゼパム	ダイアップ	坐剤
	エトスクシミド	エピレオプチマル	散
	フェノバルビタール	フェノバール	原末、散、錠④、エリキシル＊、注射液
	フェニトイン	アレビアチン	散、錠⑤、注
	プリミドン	プリミドン	細粒、錠
	バルプロ酸	デパケン	細粒、錠⑥、シロップ
	ゾニサミド	エクセグラン	散、錠
新世代薬	ガバペンチン	ガバペン	錠⑦、シロップ
	レベチラセタム	イーケプラ	錠⑧、シロップ、点滴静注
	ラモトリギン	ラミクタール	錠小児用⑨、錠
	トピラマート	トピナ	錠、細粒

＊エリキシル：甘みと芳香をもち、エタノールを含む飲みやすくした内用液剤

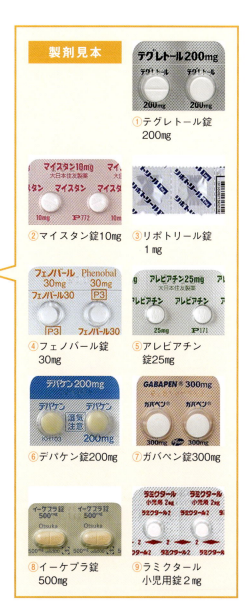

製剤見本

① テグレトール錠200mg
② マイスタン錠10mg
③ リボトリール錠1mg
④ フェノバール錠30mg
⑤ アレビアチン錠25mg
⑥ デパケン錠200mg
⑦ ガバペン錠300mg
⑧ イーケプラ錠500mg
⑨ ラミクタール小児用錠2mg

て、追加・変更されます。薬物療法によって約60〜70％の患者が緩解します。発作が長期間抑制されていれば、抗てんかん薬の減量や中止が可能です。適切かつ十分な薬物治療においても治療抵抗性を示す難治性てんかんでは、脳神経外科治療も考慮されます。

抗てんかん薬に共通して出現する副作用として、眠気やふらつきなどの症状が出現します。アレルギー反応による副作用では、薬疹、骨髄抑制による白血球減少症、肝障害などがあります。また、催奇形性や併用薬に留意する必要があることも知られています。フェニトインによる歯肉増殖は、長期服用患者の約20％に出現します。歯周組織の衛生管理によってある程度は予防できますが、歯肉切除を要する場合もあります。

歯科治療時の注意点

1．発作の予防
- 疼痛や不用意な刺激など、ストレスとなる行為を避けます。
- 患者の視界に治療器具が入り、ストレスにならないように配慮します。
- 診療前後の待合室での様子にも留意します。

2．抗てんかん薬との併用注意
- カルバマゼピンは、マクロライド系抗菌薬（エリスロマイシン、クラリスロマイシンなど）との併用で、血中濃度が上昇し、中毒症状が現れることがあります。アセトアミノフェンとの併用で、その作用を減弱することがあります。
- バルプロ酸は、サリチル酸系消炎鎮痛薬（アスピリンなど）やマクロライド系抗菌薬（エリスロマイシン）との併用で、作用が増強されることがあります。カルバペネム系抗菌薬との併用では、血中濃度が低下するため、併用禁忌です。

発作時の対応

"痙攣"という発作性の運動症状が、体の一部に留まって全身に拡がらないときは、本人の安全に配慮しつつ、そのまま様子をみます。

全身に痙攣が起きた場合でも、普通は1〜数分で発作は治まり、その後10〜20分以内に意識が回復することが多いので、その間見守ります。

痙攣が長時間にわたって止まらない場合や、意識が戻らないうちに再び痙攣が起きる場合は、ただちに治療を受ける必要があります。気道の確保・咬舌の予防・転落の防止に留意して、専門病院へ緊急搬送を行います。

てんかん発作を起こした患者に対し、発作時や発作後に行うべきこと、避けるべきことを**表5〜7**に示します。

【参考文献】
1）日本神経学会：てんかん治療ガイドライン2010追補版（2014年度）．
2）てんかん診療ネットワーク：http://www.ecn-japan.com/
3）日本てんかん学会：http://square.umin.ac.jp/jes/
4）日本てんかん協会：http://www.jea-net.jp

表❹ 発作型と薬剤の選択

分類		第一選択薬	第二選択薬		
部分発作	単純部分発作	カルバマゼピン	レバチラセタム ラモトリギン フェニトイン	併用療法	トピラマート バルプロ酸 ゾニサミド
	複雑部分発作				
	二次性全般化				
全般発作	強直間代発作	バルプロ酸	ラモトリギン クロバザム レバチラセタム フェノバルビタール フェニトイン		トピラマート
	欠神発作		エトスクシミド ラモトリギン		―
	ミオクロニー発作		クロナゼパム レバチラセタム		
	脱力発作		エトスクシミド		

表❺ 発作時に行うべきこと

- 危険な場所で倒れた場合は、安全な場所に移動させる
- 体を横にして、周囲の危険物を除く
- 呼吸しやすいように、衣服・ベルトを緩める
- 下顎を軽く挙上し、舌を噛まないようにする

表❻ 発作後に行うべきこと

- 嘔吐物による誤嚥や窒息を避けるために、顔を横にする
- もうろうとした状態や眠ることもあるため、寄り添って保護する

表❼ 発作時に避けるべきこと

- 痙攣の最中に名前を呼ぶ
- 体を押さえたり、揺さぶる
- 安易に口の中に指や器具を入れる

05 頭痛

　多くの人が経験する頭痛には、ただちに治療を必要とする危険なものから、日常的に起こるものまで、さまざまな種類があります。風邪や二日酔いなどで一時的に起こる頭痛以外に、慢性的な頭痛、いわゆる「頭痛もち」は、日本に約3,000万人いるとみられています。この慢性頭痛は、国際頭痛分類第3版によって分類され（**表1**）、慢性頭痛の診療ガイドラインにもとづいて、診断・治療がなされています。

　頭痛は、明確な病気があるわけではないのに繰り返し起こる頭痛（一次性頭痛）と、病気が原因で表れる頭痛（二次性頭痛）に大別されます。一次性頭痛の代表的なものとして、緊張型頭痛と片頭痛があります。二次性頭痛として注意すべきものには、クモ膜下出血や脳腫瘍などによる、経験したことのないような激しい頭痛があります。

緊張型頭痛と片頭痛

　緊張型頭痛は、年齢や性別を問わず、最も多く見られる一次性頭痛です。後頭部を中心に頭全体

表❶ 頭痛の分類（国際頭痛分類第3版［ICHD-III］のbeta版より引用改変）

一次性頭痛	①片頭痛 ②緊張型頭痛 ③三叉神経・自律神経性頭痛（TACs） ④その他の一次性頭痛
二次性頭痛	⑤頭頸部外傷 ⑥頭頸部血管障害 ⑦非血管性頭蓋内疾患 ⑧薬物乱用頭痛 など ⑨感染 ⑩ホメオスターシスの障害 ⑪耳鼻科、眼科、歯科、頭頸部疾患 ⑫精神疾患
有痛性脳神経ニューロパチー、顔面痛 など	⑬有痛性脳神経ニューロパチーおよび顔面痛 ⑭その他

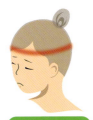
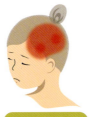

緊張型頭痛
- 頭全体が締めつけられるように痛む
- 痛みが持続する
- 肩こりやめまいを伴うことがある

片頭痛
- ズキズキと脈を打つ強い痛みがときどき起こる
- 頭の片側に生じることが多い
- 吐き気、嘔吐、光や音が気になることがある

図❶　緊張型頭痛と片頭痛の特徴

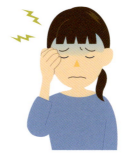

精神的因子
ストレス、精神的緊張、疲れ、睡眠不足、睡眠過多

内因性因子
月経周期

環境因子
天候の変化、温度差、気圧、人混み

食事性因子
アルコール、食品（ポリフェノール、カフェイン、亜硝酸化合物、チラミン、甘味料、グルタミン酸ナトリウム、ヒスタミン様物質）

図❷　片頭痛の誘因

が締めつけられるような重苦しい痛みで、**図1左**のような症状を呈します。精神的なストレスや長時間のデスクワークなど、同じ姿勢を続けたことによる身体的なストレスで血流障害が起こり、酸素や栄養の供給が不十分となって首や頭の筋肉が緊張してしまうことで起こります。原因や機序が似ているため、多くの患者は肩や首のこりを伴います。

　片頭痛は、緊張型頭痛の次に多い頭痛で、20〜40代の女性にとくに多くみられます。ズキズキと脈打つような強い痛みで、**図1右**に示すような症状を呈します。頭や体を動かすと頭に響き、さらにひどくなる傾向があります。片頭痛は、脳血管内の血小板からセロトニンが異常に放出され、これに反応して血管が収縮して血流障害が起こり、その後セロトニンが枯渇すると血管が拡張して血管周囲の三叉神経を刺激し、神経ペプチドが放出されることで発作を生じます。**図2**に示す誘因や薬によって生じることが知られています。

　なお、緊張型頭痛と片頭痛の両方を起こす人もいます。緊張型頭痛と片頭痛は、病態にもとづいてさらに細かく分類されます。

検査

　頭痛の診療で行われる検査は、問診や神経学的検査のほか、必要に応じて危険な頭痛ではないことを確かめる、また頭痛を詳しく調べる目的で、画像検査や脳血流検査などが行われます（**表2**）。

緊張型頭痛の治療

　日常生活に支障を来す頭痛は治療対象となり、頻発反復性および慢性緊張型頭痛は治療が必要で

表❷　頭痛の検査

- 脳CT検査
- 脳MRI（磁気共鳴画像）検査
- 脳MRA（磁気共鳴血管画像）検査
- 脳波検査
- 脳血流検査（SPECT）
- 血液検査：一般・ホルモン
- 心理検査

表❸　片頭痛の急性期治療薬の薬効群

Group 1	有効	トリプタン系薬剤
Group 2	ある程度有効	制吐薬（メトクロプラミド） アセトアミノフェン NSAIDs
Group 3	経験的に有効	ステロイド点滴静注
Group 4	有効、 副作用に注意	精神安定薬、麻酔準備薬 エルゴタミン その他（トラマドール）

す。治療には、急性期治療と予防治療があります。急性期治療は鎮痛薬（アセトアミノフェン）や非ステロイド性消炎鎮痛薬（NSAIDs）による薬物療法が主体となります。NSAIDsではアスピリン、メフェナム酸、イブプロフェンなどが推奨されています。

　予防治療には、薬物療法と非薬物療法があります。薬物療法では、主として抗うつ薬が用いられます。非薬物療法には、筋電図バイオフィードバック療法、理学療法、鍼灸治療、運動療法、心理療法、生活指導の導入などがあり、これらの治療法の組み合わせによって予防を図ります。

片頭痛の治療

　片頭痛の治療の主体は薬物療法で、急性期治療と予防療法に大別されます。

　急性期治療に使用される薬剤は、有効性のエビデンスレベルの高さと効果、有害事象のリスクなどからグループ分けされています（表3）。トリプタン系薬剤は、セロトニン（5HT）受容体のサブタイプである5HT1B/1D受容体に選択的に作用する薬剤です。受容体に結合することで、片頭痛発作時に過度に拡張した血管を収縮させ、三叉神経からの神経ペプチドの放出も抑えて、病態を改善します。エルゴタミンは、血管を収縮させる作用があり、脳の血管の拡張を防ぐことで痛みを抑えます。古くから片頭痛の治療薬として使われてきた薬ですが、現在はトリプタン系薬剤を補助するかたちで使用されています。急性期治療は、片頭痛の重症度に応じた層別治療が推奨されています（表4）。

　片頭痛の急性期治療だけでは日常生活に支障が生じる場合には、予防療法が推奨されています。予防療法に使用される薬剤も、その有効性のエビデンスレベルの高さと効果、有害事象のリスクなどからグループ分けされています（表5）。代表的な片頭痛治療薬を表6に示します。

表❹ 片頭痛の急性期治療

1. 軽度～中等度
   非ステロイド性消炎鎮痛薬（NSAIDs）
   または NSAIDs ＋制吐薬

2. 1で NSAIDs 無効
   トリプタン系薬剤またはトリプタン系
   薬剤＋制吐薬

3. 中等度～重度
   トリプタン系薬剤またはトリプタン系
   薬剤＋制吐薬

4. トリプタン系薬剤では再燃が多い患者
   エルゴタミン／カフェイン製剤

5. 発作回数が少なく、発作早期使用で有効な患者
   エルゴタミン／カフェイン製剤

表❺ 片頭痛の予防薬剤の薬効群

Group 1	有効	抗てんかん薬 ・バルプロ酸 ・トプラマート β遮断薬 ・プロプラノロール 抗うつ薬 ・アミトリプチリン
Group 2	ある程度有効	抗てんかん薬 β遮断薬 抗うつ薬 Ca拮抗薬 ・ロメリジン ARB/ACE 阻害薬 その他
Group 3	経験的に有効	抗うつ薬 Ca拮抗薬 ARB/ACE 阻害薬
Group 4	有効、副作用に注意	Ca拮抗薬 その他

＊同種の薬剤でも、薬それぞれで薬効が異なる場合ある

OTC医薬品（市販薬）

市販薬は、病気が軽症の場合の初期治療薬として、セルフメディケーションの手段となる医薬品です。定められた用法・用量や注意事項を守れば、自分の判断で使用しても効果や安全が保たれる薬として、薬局・薬店で販売されています。市販の鎮痛薬には、痛みを抑えることに特化したものから、催眠鎮静剤、制酸剤、カフェインや生薬の成分が配合されているものなど、多種類あります。薬を選択して適切に使うために、情報提供や判断が必要となるため、市販薬は大きく3つに区分されています。とくに薬剤師が薬選びから使用まで、しっかりと情報を提供する必要があるものは第1類に区分され、鎮痛薬としてはロキソニンSが該当します。他の代表的な鎮痛薬は、自分自身で説明文書を読むことで適切に使用できるとされる第2類となっています。

なお、市販の鎮痛薬を服用してもいっこうに改善しない、あるいは鎮痛薬を飲む回数や量が増えてきた場合には、薬剤の使用過多による頭痛（薬物乱用頭痛）の可能性も考えられます。市販薬に

表❻ 片頭痛治療薬

	一般名	商品名	剤型
トリプタン系薬剤	スマトリプタン	イミグラン	錠①、注、皮下注、点鼻薬②
	ゾルミトリプタン	ゾーミッグ	錠③、RM錠*
	エレトリプタン	レルパックス	錠④
	リザトリプタン	マクサルト	錠、RPD錠*⑤
	ナラトリプタン	アマージ	錠⑥
エルゴタミン製剤	ジヒドロエルゴタミン	ジヒデルゴット	錠⑦
	エルゴタミン配合	クリアミン	錠⑧
Ca拮抗薬	ロメリジン	ミグシス	錠⑨
		テラナス	錠
抗セロトニン薬	ジメトチアジン	ミグリステン	錠
抗てんかん薬	バルプロ酸	デパケン	細粒、錠、シロップ
		デパケンR	徐放剤⑩
		バレリン	錠、シロップ
		セレニカR	細粒、徐放剤
β遮断薬	プロプラノロール	インデラル	錠
キサンチン製剤	カフェイン	カフェイン	末

＊名称の「RM」は口腔内速溶錠の意味で、錠剤中に含まれた崩壊剤と発泡剤の作用によって口腔内で溶けやすく、水がなくても服用できるように作られた経口薬

頼らず、医師の診察を受ける必要があります。

歯科治療時の注意点

1. 歯科疾患のなかには、二次性頭痛を引き起こす疾患や緊張型頭痛と関連の深い疾患があります（**表7**）。歯科疾患を治療することで頭痛が消退する例もあります。

2. 頭痛薬として服用するアセトアミノフェンやNSAIDsは、歯科でも頻用される消炎鎮痛薬です。服薬の重複に注意します。

3. マクロライド系抗菌薬（エリスロマイシン）はエルゴタミン系の頭痛薬のクリアミンやジヒデルゴットの副作用を増強させるため併用禁止です。

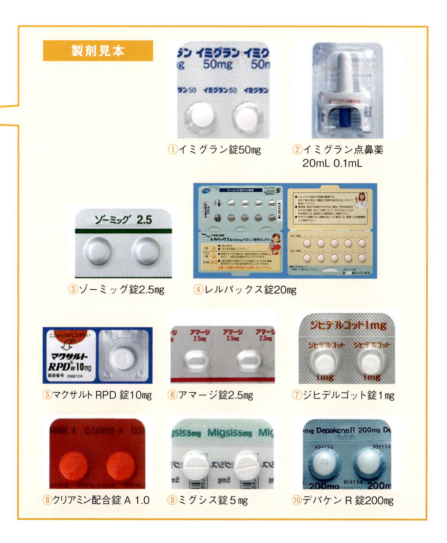

製剤見本

① イミグラン錠50mg
② イミグラン点鼻薬 20mL 0.1mL
③ ゾーミッグ錠2.5mg
④ レルパックス錠20mg
⑤ マクサルトRPD錠10mg
⑥ アマージ錠2.5mg
⑦ ジヒデルゴット錠1mg
⑧ クリアミン配合錠A 1.0
⑨ ミグシス錠5mg
⑩ デパケンR錠200mg

表❼　頭痛を生じる可能性のある歯科疾患

顎関節症	根尖性歯周炎
咬合異常	智歯周囲炎
う蝕	顎骨の炎症性疾患
歯の破折	

【参考文献】
1）日本神経学会，日本頭痛学会（監）：慢性頭痛の診療ガイドライン2013．医学書院，東京，2013．

06 睡眠障害

　睡眠障害は、睡眠に関する病気全般を示す用語です。夜間の睡眠が妨げられることや、日中の眠気を呈するものなど、多くの病気が含まれます。

　睡眠障害国際分類第2版（2005年）では、多様な睡眠障害を8群に分類しています。そして、その多くは、①不眠症、②睡眠関連呼吸障害、③中枢性過眠症、④概日リズム睡眠障害、⑤睡眠時随伴症、⑥睡眠関連運動障害の6つのグループに分けられています（表1）。睡眠障害の原因は、人によってさまざまです。主に、表2のような原因が挙げられています。

不眠症

　適切な時間帯に寝床で過ごす時間が確保されているにもかかわらず、夜間に就床してもよく眠ることができず、それによって日中の生活の質の低下がみられる場合に不眠症と診断されます。夜間の不眠症状には、入眠困難、中途覚醒、早朝覚醒、熟眠困難があります（図1）。不眠により、いらいら感、集中困難、気力低下、疲労感、頭痛、筋肉痛、胃腸の不調など、精神的・身体的悪影響を生じます。なお、寝床で過ごす時間を確保できない場合は、睡眠不足と呼びます。

表❶　睡眠障害の分類（睡眠障害国際分類第2版［ICSD-2］2005年より引用改変）

- 不眠症
- 睡眠関連呼吸障害
- 中枢性過眠症
- 概日リズム睡眠障害
- 睡眠時随伴症
- 睡眠関連運動障害
- その他

表❷　睡眠障害の主な原因

心理的原因	→	ストレス
身体的原因	→	痛みや痒みを伴う疾患、喘息発作、頻尿
精神医学的原因	→	うつ病、不安
薬理学的原因	→	薬、アルコール、カフェイン、ニコチン
生理学的原因	→	時差、交替勤務、寝室環境

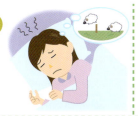
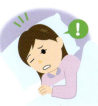
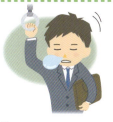
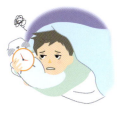

入眠障害
- 夜になかなか寝つけない
- 眠るまで30分〜1時間以上かかる

中途覚醒
- 夜中、何度も目が覚める
- その後、なかなか眠れない

熟眠障害
- 眠ったはずなのに、ぐっすりと眠った満足感がない

早朝覚醒
- 朝早く目が覚めてしまう

図❶　不眠症の種類と症状

日本においては、約5人に1人が不眠症といわれ、女性に多いとされています。不眠症は、20〜30代に始まり、加齢とともに増加します。

睡眠生活指導（**表3**）によっても不眠が解消されず、日中の生活に支障を来す場合には、治療を要します。

不眠症の薬物療法

現在は、ベンゾジアゼピン系および非ベンゾジアゼピン系睡眠薬が、従来のバルビツール酸系に代わるものとして、主に用いられています。近年、メラトニン受容体作動薬やオレキシン受容体拮抗薬も開発されました（**表4**）。

1．ベンゾジアゼピン系および非ベンゾジアゼピン系薬

ベンゾジアゼピン系薬は、脳内のGABA受容体と塩素イオンチャンネルとで複合体を形成しているベンゾジアゼピン受容体に作用することで、塩素イオンの流入を促して脳の働きを抑えます。これにより、催眠作用を引き起こします。

脳内のベンゾジアゼピン受容体には、ω1受容体とω2受容体があります。このうち、ω1受容

表❸　睡眠生活指導
- 定期的な運動
- 快適で騒音のない寝室環境
- 規則正しい食生活
- 就寝前に水分を摂りすぎない
- 就寝前のカフェイン摂取は避ける
- 就寝前の飲酒は避ける
- 就寝前の喫煙は避ける
- 寝床での考えごとをしない

表❹ 代表的な睡眠薬

	作用時間	一般名	製品名	剤型
非ベンゾジアゼピン系	超短時間型	ゾルピデム	マイスリー	錠①
		ゾピクロン	アモバン	錠②
		エスゾピクロン	ルネスタ	錠③
ベンゾジアゼピン系	超短時間型	トリアゾラム	ハルシオン	錠④
	短時間型	リルマザホン	リスミー	錠⑤
		ブロチゾラム	レンドルミン	錠、D錠*⑥
		ロルメタゼパム	ロラメット	錠
			エバミール	錠⑦
	中間型	エスタゾラム	ユーロジン	散、錠⑧
		フルニトラゼパム	サイレース	錠⑨、静注
			ロヒプノール	錠、静注用
		ニトラゼパム	ネルボン	散、錠⑩
			ベンザリン	細粒、錠
	長時間型	クアゼパム	ドラール	錠⑪
		フルラゼパム	ダルメート	カプセル⑫
			ベノジール	カプセル
オレキシン受容体拮抗薬		スボレキサント	ベルソムラ	錠⑬
メラトニン受容体作動薬		ラメルテオン	ロゼレム	錠⑭

＊D錠：口腔内崩壊錠

製剤見本

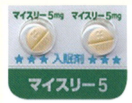
①マイスリー錠5mg

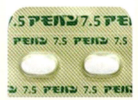
②アモバン錠7.5mg

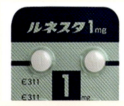
③ルネスタ錠1mg

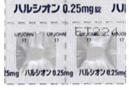
④ハルシオン0.25mg錠

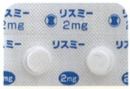
⑤リスミー錠2mg

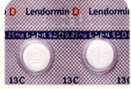
⑥レンドルミンD錠0.25mg

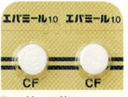
⑦エバミール錠1mg

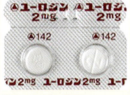
⑧ユーロジン錠2mg

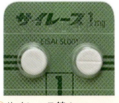
⑨サイレース錠1mg

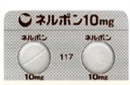
⑩ネルボン錠10mg

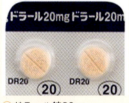
⑪ドラール錠20mg

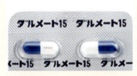
⑫ダルメートカプセル15mg

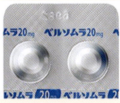
⑬ベルソムラ錠20mg

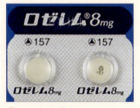
⑭ロゼレム錠8mg

表❺ 睡眠薬の作用時間による分類と効果時間

超短時間作用型	3〜4時間で効果が消失
短時間作用型	5〜6時間で効果が消失
中時間作用型	7〜8時間で効果が消失
長時間作用型	9〜10時間で効果が消失

表❻ 不眠のタイプと推奨される薬剤

入眠困難	超短時間作用型	短時間作用型
中途覚醒	中時間作用型	長時間作用型
早期覚醒	中時間作用型	長時間作用型

体は睡眠作用に、ω2受容体は抗不安作用や筋弛緩作用に関与しています。非ベンゾジアゼピン系薬は、ω1受容体に選択的に作用し、ω2受容体への作用のバランスをとることで、ベンゾジアゼピン系薬よりも副作用が少ない薬です。なお、ベンゾジアゼピン受容体に作用する薬のうち、催眠効果の強いものを睡眠薬、抗不安効果のより強いものを抗不安薬と呼んでいます。

睡眠薬は血中半減期により分類され（**表5**）、一般に入眠障害には超短時間型や短時間型、中途覚醒や早朝覚醒には中時間作用型や長時間作用型が効果的とされます（**表6**）。ベンゾジアゼピン系薬無効例では、睡眠作用の強い抗うつ薬（ミアンセリン、ミルタザピン、トラゾドン）や、少量の抗精神病薬（クエチアピン、レボメプロマジン）が推奨されています。

2．メラトニン受容体作動薬

脳の睡眠リズムを調節するホルモンにメラトニンがあり、メラトニン受容体には催眠作用・睡眠リズムの調節作用があると考えられています。メラトニン受容体作動薬は、この受容体を刺激することにより、自然に近い睡眠を誘導します。多くの睡眠薬がベンゾジアゼピン受容体に働くため、筋弛緩作用や記憶障害などの副作用や依存性が問題となりますが、本薬はこれらがなく、安全性が高い薬です。

概日リズム睡眠障害は、夜勤や時差地域への急速な移動など、内因性生物リズムに逆らったスケジュールで生活することよって生じる睡眠障害や、睡眠と覚醒のスケジュールが望ましい時間帯から慢性的にずれてしまう睡眠障害です。メラトニン受容体作動薬は、この概日リズム睡眠障害に有効です。

3．オレキシン受容体拮抗薬

覚醒を維持する神経伝達物質であるオレキシンの受容体への結合をブロックすることで、過剰な覚醒状態を抑制し、脳を覚醒状態から睡眠状態へと移行させていく薬で、2014年に発売されました。

睡眠薬の副作用と依存性

睡眠薬の副作用としては、持ち越し効果、記憶障害、筋弛緩作用、反跳性不眠、奇異反応が代表

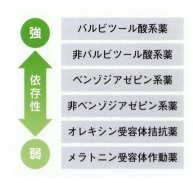
図❷　睡眠薬の種類と依存性の強さ

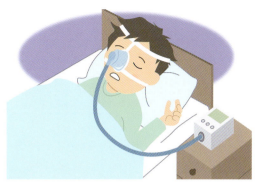
図❸　経鼻的持続陽圧呼吸療法（CPAP）

的です。その他、口腔乾燥も高頻度に出現するため、その対応を歯科に求められことがあります。

　睡眠薬依存は、薬を止める段階で問題となります。断薬する際に、不安や不眠などのさまざまな離脱症状が現れて、眠りにくい日が続きます。離脱症状のせいで睡眠薬を止められない人は少なくありません。この依存のリスクを減らすために、依存性の少ない睡眠薬が用いられます（図2）。

睡眠時無呼吸症候群

　睡眠時無呼吸症候群（SAS）は、睡眠関連呼吸障害の一つで、眠っている間に断続的に呼吸が止まる症状を示します。10秒以上の無呼吸が7時間の睡眠中に30回以上、あるいは1時間に5回以上の無呼吸・低呼吸が認められた場合、本症と診断されます。不安定な呼吸や無呼吸によって生じる低酸素血症・高炭酸ガス血症の影響で、十分な睡眠がとれず、日中に眠気や倦怠感を生じ、さらには高血圧、脳卒中、心筋梗塞などのリスクが高まるといわれています。

　終夜睡眠ポリソムノグラフィー（PSG検査）による確定診断後、個々に応じた治療が行われます。代表的な治療法としては、減量、扁桃摘出などの耳鼻咽喉科手術、経鼻的持続陽圧呼吸療法（CPAP：図3）、睡眠時の口腔内装置（マウスピース）の使用などがあります。不眠を訴える睡眠時無呼吸症候群の軽症から中等症の患者にメラトニン受容体作動薬を用いても、呼吸状態の悪化を生じないことが知られています。

【参考文献】
1）日本睡眠学会ガイドライン：睡眠薬の適正な使用と休薬のための診療ガイドライン（ホームページ　2014.7.）
2）浦部晶夫，他（編）：今日の治療薬2016．南江堂，東京，2016．

07 うつ病

　うつ（鬱）病は、強い憂うつな気分とともに、意欲が出ない、眠れないなどの精神や身体の症状が長く続いて、日常生活に支障を来す、気分障害と総称されている病気の一つです。気分障害には、うつ状態が続くうつ病性障害と、うつ状態と気分が異常に明るくなり活発に活動する躁状態を繰り返す、双極性障害があります。双極性障害は、一般に躁うつ病と呼ばれています。

　うつ病性障害は、症状の程度や持続する期間によって、細分類されます。そのなかで、大うつ病性障害が、一般にうつ病と呼ばれているもので、最も多くみられます。なお、抑うつ（Depression）とは、気分が落ち込んで、そのため行動、思考や感情などに影響が出ている状況のことを示し、うつ病以外に内分泌疾患などでも生じます。うつ状態とは、抑うつ症状が精神症状の中心となっている状態を意味します。また、さまざまなストレスが原因で、一時的な抑うつによって、社会生活に障害を生じている場合は、適応障害と呼ばれます。

　日本では、3～7％の人がうつ病を経験したとする調査結果があり、近年うつ病を含む気分障害の患者が急速に増えていることも指摘されています。

発病機序

　うつ病の発病には、環境的な要因によるストレスと、うつ病になりやすい性質とが関係すると考えられており、うつ病になりやすい性質には、生来の素質と、性格や考え方の傾向の2つがあるといわれています。

　ストレスによって心身が疲れている状態が続くと、脳の中の神経伝達物質の量、神経細胞の働きや脳の血流などに変化が起きます。うつ病では、気分、思考や意欲などを担う神経伝達物質のセロトニンやノルアドレナリンの量が減ります。また、言語・運動・精神活動を担っている脳の前頭葉を中心に、脳の血流や代謝が低下します。

症状

　うつ病では、気分の落ち込みなどの精神症状だけでなく、身体症状が出現します。多くの場合、朝が最も症状が重く、夕方にかけて回復します（日内変動）。典型的な精神症状は、感情・意欲・思考の3つの面で現れます。身体症状は、睡眠障害や疲労感・倦怠感に代表されますが、他にもさまざまな症状を呈します（図1）。

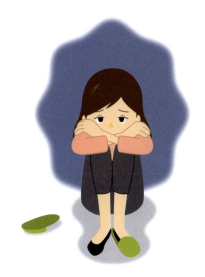

精神症状
- 抑うつ気分（憂うつ、気分が重い）
- 何をしても楽しくない、何にも興味がわかない
- 疲れているのに眠れない、一日中眠い、いつもよりかなり早く目覚める
- イライラして、何かにせき立てられているようで落ち着かない
- 悪いことをしたように感じて自分を責める、自分には価値がないと感じる
- 思考力が落ちる
- 死にたくなる

身体症状
- 食欲がない
- 体がだるい
- 疲れやすい
- 性欲がない
- 頭痛や肩こり
- 動悸
- 胃の不快感
- 便秘がち
- めまい
- 口が渇く

図❶ うつ病の症状

診断

症状が2週間以上続く場合、医療面接の結果を総合して、アメリカ精神医学会による精神障害の診断と統計マニュアル（DSM）、日本うつ病学会の治療ガイドラインに基づき、うつ病の診断が行われます。

治療

うつ病治療ガイドラインに則り、治療が行われます。2013年発表された日本のガイドライン（**表1**）では、中等症・重症例において薬物療法が推

表❶ うつ病治療ガイドライン（参考文献[2]）より引用）

軽度うつ病

- 全例に行うべき基礎的介入
  - 患者背景、病態の理解に努め、支持的精神療法と心理教育を行う

- 基礎的介入に加えて、必要に応じて選択される推奨治療
  - 新規抗うつ薬
  - 認知行動療法

中等症・重症うつ病（精神病性の特徴を伴わないもの）

- 推奨される治療
  - 新規抗うつ薬
  - 三環系抗うつ薬／非三環系抗うつ薬
  - 電気けいれん療法

奨されます。軽症例では、単純に薬物投与だけでなく、支持的精神療法や心理教育が大切であることが言われており、休養や環境調整も有効とされます。

抗うつ薬

抗うつ薬は、脳内の神経伝達物質に関与する神経細胞受容体に作用し、遊離したセロトニンやノルアドレナリンが、神経細胞によって再取り込みされることを阻害することで、効果を発揮します。その化学構造や作用機序に基づき、分類されます（表2）。

最初に開発された三環系抗うつ薬は、選択性が低く、そのため副作用が多いものがあり、また過剰摂取した際の死亡率が高いとされます。三環系や四環系以降に開発された抗うつ薬には、選択的セロトニン再取り込み阻害薬（SSRI）、セロトニン・ノルアドレナリン再取り込み阻害薬（SNRI）やノルアドレナリン作動性・特異的セロトニン作動性抗うつ薬（NaSSA）があり、選択性が高く、副作用は少なくなっており、現在主流となっています。

抗うつ薬の副作用は、抗コリン作用による口渇など、目的とする脳内の神経伝達系だけでなく、他の神経系にも作用することで生じます（表3）。

抗うつ薬は、効果発現に2週間を要するために、また投与早期に副作用が発現することから、必要に応じて、抗不安薬、睡眠薬や抗精神病薬を併用することがあります。通常6〜8週後に症状は軽減しますが、症状が寛解しても最低8ヵ月はそのまま服用を続け、以後2〜3ヵ月かけて、薬の量を漸減して中止します。症状消失後すぐに服薬を止めると、多くの場合症状が再燃してしまいます。

気分安定薬

気分安定薬は、躁状態とうつ状態の治療と予防に効果があり、双極性障害治療の基本となる薬です。現在、日本で気分安定薬と呼ばれているものには、リチウム（商品名 リーマス：図2）や、抗てんかん薬としても用いられるバルプロ酸、カルバマゼピン、ラモトリギンがあります。

歯科治療時の注意点

うつ病では、気力の減退と集中力の低下が起こることで、口腔内の清掃意欲がなくなります。ただし、口腔衛生指導の際に不用意に激励することは、うつ病治療の観点から避ける必要あります。

三環系や四環系抗うつ薬では、抗コリン作用によって口腔乾燥を生じます。

イミプラミンなどの三環系抗うつ薬服用患者に、エピネフリン含有の局所麻酔薬を使用すると、血圧上昇を起こすことがあります。

【参考文献】
1) 日本うつ病学会 気分障害の治療ガイドライン作成委員会：日本うつ病学会治療ガイドラインⅡ．うつ病（DSM-5）／大うつ病性障害2016.
2) 浦部晶夫, 他（編）：今日の治療薬2016. 南江堂, 東京, 2016.

表❷ 主な抗うつ薬

分類	一般名	商品名	剤型
三環系	クロミプラミン	アナフラニール	錠、点滴静注液
	ノルトリプチリン	ノリトレン	錠
	アミトリプチリン	トリプタノール	錠
	アモキサピン	アモキサン	錠
	イミプラミン	トフラニール	錠
	トリミプラミン	スルモンチール	散、錠
	ロフェプラミン	アンプリット	錠
	ドスレピン	プロチアデン	錠
四環系	ミアンセリン	テトラミド	錠
	マプロチリン	ルジオミール	錠
	セチプチリン	テシプール	錠
SSRI	パロキセチン	パキシル	錠
		パキシル CR	徐放錠*①
	セルトラリン	ジェイゾロフト	錠②、OD錠
	エスシタロプラム	レクサプロ	錠③
	フルボキサミン	デプロメール	錠④
		ルボックス	錠
SNRI	デュロキセチン	サインバルタ	カプセル⑤
	ミルナシプラン	トレドミン	錠⑥
	ベンラファキシン	イフェクサー SR	徐放カプセル⑦
NaSSA	ミルタザピン	リフレックス	錠⑧
		レメロン	錠
その他	トラゾドン	レスリン	錠
		デジレル	錠

＊CR錠　腸溶性フィルムコーティングを施した徐放剤

表❸　抗うつ薬の一般的な副作用

- 口渇
- 頭痛
- 便秘・排尿障害
- 胃腸障害
- 眠気
- 性機能障害

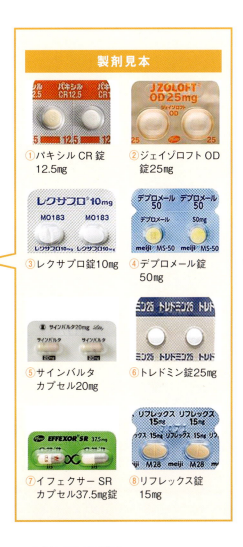

製剤見本

①パキシル CR 錠 12.5mg
②ジェイゾロフト OD 錠25mg
③レクサプロ錠10mg
④デプロメール錠 50mg
⑤サインバルタ カプセル20mg
⑥トレドミン錠25mg
⑦イフェクサー SR カプセル37.5mg錠
⑧リフレックス錠 15mg

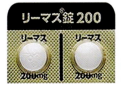

図❷　気分安定薬（リーマス錠200mg）

統合失調症

統合失調症は、幻覚や妄想といった症状が特徴的な精神疾患です。さらに、家庭や社会で人と交流しながら生活を営む機能が障害されたり、病識の障害を生じるという特徴も有しています。以前は「精神分裂病」と呼ばれていました。

生涯のうちに統合失調症にかかる人の割合は0.7％といわれており、わが国の医療機関を受診中の患者数は79.5万人とされています（2008年厚生労働省患者調査）。

症状

統合失調症の症状には、陽性症状と陰性症状の異なる2つのタイプがあります（表1）。陽性症状は、統合失調症の症状として一般的によく知られています。本症は、興奮の激しい急性期から始まり、落ち込みのひどくなる消耗期を経て、回復期へと向かいますが、症状とその程度や経過には個人差があります。

表❶ 統合失調症の症状

陽性症状	・幻覚：幻聴が中心 ・妄想：被害妄想が中心 ・思考障害
陰性症状	・感情の平板化 ・自閉 ・思考の貧困 ・意欲の低下

原因

統合失調症は、さまざまな要因によって、脳を中心とした神経ネットワークが障害される病気だと考えられています。脳内で、ドパミンが大量に放出され、セロトニンが不足するなどの神経伝達物質のバランスの乱れることが大きくかかわっています。

治療

外来・入院いずれの場合でも、薬物療法と心理社会的な治療（精神療法やリハビリテーション）を組み合わせて治療が行われます。現在は、新薬と心理社会的な治療の進歩により、初発患者のほぼ半数は、完全かつ長期的な回復を期待できるようになっています。

主に統合失調症の治療に用いられる薬物を抗精神病薬と呼びます。抗精神病薬だけですべての症状の改善は得られないため、抗不安薬、睡眠薬、抗うつ薬、抗パーキンソン薬なども用いられます。

抗精神病薬

抗精神病薬は、第1世代（定型）抗精神病薬と第2世代（非定型）抗精神病薬に分類されます（表2）。

表❷　代表的な抗精神病薬

分類	一般名	商品名	剤型
第1世代（定型）抗精神病薬	ハロペリドール	セレネース	細粒、錠①、内服液、注
	クロルプロマジン	コントミン	細粒、糖衣錠②、筋注
第2世代（非定型）抗精神病薬	リスペリドン	リスパダール	細粒、錠、OD錠③、内用液
	ブロナンセリン	ロナセン	散、錠④
	ペロスピロン	ルーラン	錠⑤
	オランザピン	ジプレキサ	細粒、錠、サイディス錠*⑥、筋注
	クエチアピン	セロクエル	細粒、錠⑦
	アリピプラゾール	エビリファイ	散、錠、OD錠⑧、内用液、筋注

＊サイディス錠：すぐに崩壊し唾液のみで服用可、拒薬傾向の患者に有用

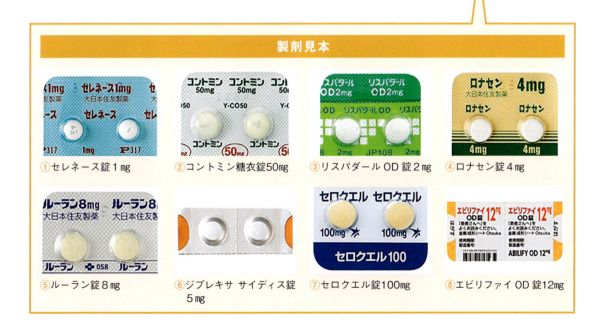

製剤見本

①セレネース錠1mg
②コントミン糖衣錠50mg
③リスパダールOD錠2mg
④ロナセン錠4mg
⑤ルーラン錠8mg
⑥ジプレキサ サイディス錠5mg
⑦セロクエル錠100mg
⑧エビリファイOD錠12mg

表❸ 統合失調症患者対応の一般的な留意点

- 十分な対話を心がける
- 訴えをよく聴く
- わかりやすい説明に努める（簡潔な説明・必要最小限で）
- 納得下の治療に徹する（患者の望まないことはしない）
- 不安を抱かせない
- 初回は診察、検査、投薬のみ（初回から手をつけない）
- 非可逆的治療を急がない

表❹ 口腔衛生状態が不良になる原因

陰性症状	無関心、感情鈍麻、無為、認知障害
抗精神病薬の副作用	唾液減少による口腔乾燥、錐体外路症状による手の振るえ

　前者は、主にドパミン2受容体をブロックする作用に優れ、脳のドパミンの働きを強力にブロックして、陽性症状に効果的です。しかしながら、錐体外路症状やホルモンバランスの異常（高プロラクチン血症）などの副作用が頻回に認められます。

　後者は、ドパミン2受容体のブロックのみならず、セロトニン2A受容体のブロックもすることで、副作用が少なく、陽性症状以外にもある程度有効であると考えられています。そのため、原則第2世代薬が第一選択となっています。

歯科治療との関係

　統合失調症患者の歯科治療においては、意思疎通が難しい場合や、患者が1つの見方や考え方に固執する場合があるため、その対応には留意すべき事項があります（表3）。

　また、患者の口腔衛生状態が不良となる原因としては表4のようなものがあり、専門的な口腔衛生管理が必要です。

【参考文献】
1) 浦部晶夫, 他(編)：今日の治療薬2016. 南江堂, 東京, 2016.
2) 中村廣一：統合失調症患者の歯科治療. 東京医科歯科大学医歯学総合研究科歯科心身医学分野大学院特別講義（医歯学先端研究特論）, 2009.
3) 厚生労働省ホームページ：みんなのメンタルヘルス総合サイト. 統合失調症. 2016.

4章 消化器疾患

肝炎・肝硬変……………… 96
消化性潰瘍………………… 102
腸疾患……………………… 108

01 肝炎・肝硬変

　肝炎は、炎症によって肝臓の細胞が破壊されている状態で、臨床経過から、急性、劇症、慢性に分類されます。

　急性肝炎は、主に肝炎ウイルスの感染が原因で、急激に肝機能障害を呈する病気です。一般的には経過が良好ですが、約1～2％の患者は劇症化し、死に至る可能性が高くなります（生存率30％）。急性肝炎のうち、約60～80％は長期間にわたって肝障害が持続する慢性肝炎に移行します。肝臓の機能（**表1**）が障害されるとともに、その約30～40％で徐々に肝臓が線維化して肝硬変に至ります。肝細胞が線維によって周囲を取り囲まれ、肝臓全体がごつごつして岩のように硬くなり、大きさも縮小します。肝硬変からは肝がんが発生します（**図1**）。

　肝炎は、肝炎ウイルス以外にも、**表2**のような原因があります。主体は肝炎ウイルスで、B型肝炎ウイルスは血液および体液を介し、C型肝炎は主に血液を介して感染します。肝炎患者数は、B型で約7万人、C型で約37万人と推定されていま

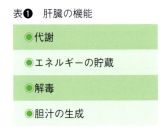

表❶　肝臓の機能
- 代謝
- エネルギーの貯蔵
- 解毒
- 胆汁の生成

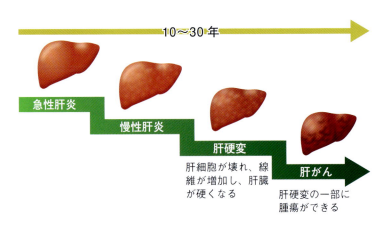

図❶　肝炎の経過（日本肝臓学会 編：慢性肝炎の治療ガイド2008より引用改変）

表❷　肝炎の原因

- 肝炎ウイルス：A型、B型、C型、D型、E型
- 薬物：薬物、毒物、化学物質
- 生活習慣：アルコール、非アルコール脂肪性
- 自己免疫性

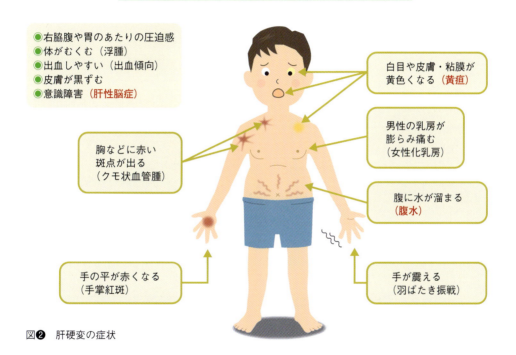

- 右脇腹や胃のあたりの圧迫感
- 体がむくむ（浮腫）
- 出血しやすい（出血傾向）
- 皮膚が黒ずむ
- 意識障害（肝性脳症）

白目や皮膚・粘膜が黄色くなる（黄疸）

男性の乳房が膨らみ痛む（女性化乳房）

腹に水が溜まる（腹水）

胸などに赤い斑点が出る（クモ状血管腫）

手の平が赤くなる（手掌紅斑）

手が震える（羽ばたき振戦）

図❷　肝硬変の症状

す。しかし、無症状ながら、肝炎ウイルスが体内に持続的に存在し続けている状態のキャリアの数も多く、B型で約110〜140万人、C型で約190〜230万人と推定されています[1]。両者で肝硬変の原因の約80％を占めるといわれています。

症状

急性肝炎では、発熱、全身倦怠感、黄疸などの症状が出ますが、慢性肝炎は症状が発現しにくいため、肝臓は〝沈黙の臓器〟と呼ばれています。

肝硬変になると、図2のような目に見える症状

表❸　肝炎・肝硬変の検査

- ●血液検査
    1. 肝機能検査
        - 肝細胞の障害：ALT（GPT）、AST（GOT）、γ-GTP
        - 肝細胞の働き：総たんぱく（TP）、アルブミン、アルブミン／グロブリン比（A/G比）、中性脂肪（TG）、総コレステロール（TC）、コリンエステラーゼ（ChE）、乳酸脱水素酵素（LDH）、アンモニア、プロトロンビン時間（PT）、活性化部分トロンボプラスチン時間（APTT）
        - 肝細胞・胆汁の流れの障害：総ビリルビン、アルカリフォスファターゼ（ALP）、LAP
        - 肝臓の線維化：血清膠質反応（ZTT・TTT）、γ-グロブリン（免疫グロブリン）、血小板数
    2. ウイルスマーカー検査
    3. 腫瘍マーカー検査
        - アルファ・フェトプロテイン（AFP）　他
- ●画像検査
    - 腹部超音波検査
    - 腹部CTスキャン
- ●腹腔鏡
- ●肝生検
- ●肝弾性度測定

が出てきます。肝臓が硬くなると、小腸や大腸から流れ込む門脈と呼ばれる血管の圧力が高まり、食道や胃の周りに逃げ道である「静脈瘤」ができます。静脈瘤はいったん破裂すると消化管の中に大出血を起こすため、吐血や下血がみられます。

検査

肝炎・肝硬変の検査を**表3**に示します。ALT（アラニン・アミノトランスフェラーゼ）、AST（アスパレート・アミノトランスフェラーゼ）は、以前はそれぞれGPT、GOTと呼ばれていました。ともに、肝細胞の変性・壊死により、細胞質内にあった酵素が細胞外へ漏れ出して末梢血に流出するので、それによって肝細胞が壊れた度合いを示します。とくにALTは肝臓に多いので、その高値は肝機能障害を反映しています。肝硬変の程度の分類には、チャイルド分類が用いられています。

ウイルスマーカーのなかで、HBs抗原検査とHCV抗体検査は、手術前検査として用いられます。

治療

肝炎治療薬としては、肝炎ウイルスに対して直

接作用するインターフェロン製剤、抗肝炎ウイルス薬と、肝細胞の保護作用のある肝機能改善薬があります。

C型肝炎に対しては、従来インターフェロン製剤が治療の中心でしたが、ウイルス増殖に重要な役割をもつHCVタンパクを直接的に阻害する抗ウイルス薬の開発が進み、経口剤の組み合わせによるウイルス排除も可能となりました。C型肝炎ウイルスの遺伝子型と治療歴によって各種薬が選択されます（**表4**）。

B型肝炎では、HBVの完全な排除が期待できる治療法はなく、インターフェロン製剤や核酸アナログ製剤によって、ウイルスDNA量の持続的な抑制をはかり、肝炎・肝硬変の進行を抑制します（表4）。

肝機能改善薬は肝庇護薬とも呼ばれ、ウイルスに対する効果はないものの、肝機能の改善と、肝硬変への進行や肝癌発生の抑制が期待されます（**表5**）。

自己免疫性肝炎、薬剤性肝障害、重症アルコール性肝炎、劇症肝炎では、ステロイドが用いられます。

歯科治療時の注意点

肝硬変などの慢性肝疾患では、血小板数や凝固因子活性が低下し、出血傾向を示します。そのため、観血的処置では止血に留意します。スケーリングにおいても出血が持続することがあり、止血処置が必要となる場合もあります。

肝硬変患者では、血清中のアルブミンが低下するため、創傷治癒が遅延し、術後感染も起こしやすい状態になっています。そのため、観血処置の際には留意する必要があります。

投薬にあたっては、肝臓の機能が低下しているため、処方薬剤とその量に配慮します。抗菌薬では、肝臓で代謝されるマクロライド系の抗菌薬は避けます。また、血小板機能の抑制作用があるボルタレンなどの非ステロイド性消炎鎮痛薬（NSAIDs）の投与は避けます。さらに、未治療の食道静脈瘤や消化管潰瘍の既往をもつ患者へのNSAIDsの投与は、重篤な出血を生じるリスクがあるため、禁忌です。

肝炎ウイルスによる感染の予防は重要です。治療時の汚染対策とともに、鋭利な歯科用器材による針刺し事故を起こさないように、使用後の器具の処理方法にも留意します。

問診では、肝炎があきらかにされない場合もあるため、感染症の有無にかかわらず、すべての人に適応されるスタンダードプリコーション（標準予防策）が推奨されます。

【参考文献】
1）厚生労働省ホームページ：感染総合対策の推進 2015.
2）浦部晶夫, 他（編）：今日の治療薬2016. 南江堂, 東京, 2016.
3）日本肝臓学会（編）：C型肝炎治療ガイドライン（第5.2版）. 2016.
4）日本肝臓学会（編）：B型肝炎治療ガイドライン（第2.2版）. 2016.

表❹　肝炎ウイルス治療薬

	一般名	商品名	剤型
B型	ラミブジン	ゼフィックス	錠
	アデホビル	ヘプセラ	錠
	エンテカビル	バラクルード	錠①
	テノホビル	テノゼット	錠②
C型	リバビリン	レベトール	カプセル
		コペガス	錠
	テラプレビル	テラビック	錠
	シメプレビル	ソブリアード	カプセル
	アスナプレビル	スンベプラ	カプセル
	バニプレビル	バニヘップ	カプセル
	ダクラタスビル	ダクルインザ	錠
	ソホスブビル	ソバルディ	錠
	レジパスビル＋ソホスブビル	ハーボニー	配合錠③
	オムビタスビル＋パリタプレビル＋リトナビル	ヴィキラックス	配合錠④
インターフェロン製剤	インターフェロンアルファ	スミフェロン	注
	インターフェロンベータ	フエロン	注射用
	インターフェロンアルファ-2b	イントロンA	注射用
	ペグインターフェロンアルファ-2a	ペガシス	皮下注
	ペグインターフェロンアルファ-2b	ペグイントロン	皮下注用

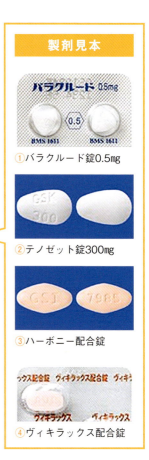

製剤見本

①バラクルード錠0.5mg

②テノゼット錠300mg

③ハーボニー配合錠

④ヴィキラックス配合錠

表❺ 肝機能改善薬

一般名	商品名	剤型
グリチルリチン	強力ネオミノファーゲンシー	静注
	グリチロン	配合錠③
グルタチオン	タチオン	注射用、散、錠④
タウリン	タウリン	散⑤
プロトポルフィリン	プロトポルト	錠⑥
チオプロニン	チオラ	錠⑦
ポリエンホスファチジルコリン	EPL	カプセル⑧
ジクロロ酢酸ジイソプロピルアミン	リバオール	散、錠⑨

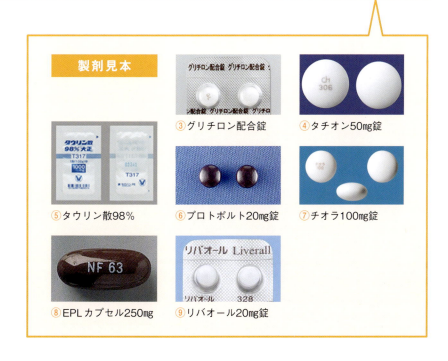

製剤見本

③グリチロン配合錠
④タチオン50mg錠
⑤タウリン散98％
⑥プロトポルト20mg錠
⑦チオラ100mg錠
⑧EPLカプセル250mg
⑨リバオール20mg錠

02 消化性潰瘍

　消化性潰瘍（胃潰瘍、十二指腸潰瘍）は、消化管粘膜の一部である胃、または十二指腸の最初の部分に生じる潰瘍です（**図1**）。ほとんどの潰瘍が、ヘリコバクター・ピロリ（*H.pylori*）感染、もしくは非ステロイド性消炎鎮痛薬（NSAIDs）などの薬剤に起因します。乳児期をはじめ、どの年齢層にも発生しますが、中年の成人に多く、わが国では男性336万人、女性297万人の患者がいます（厚生労働省：平成17年患者調査の概況より）。

病因と病態生理

　胃や十二指腸粘膜の正常な防御・修復機能が弱まり、粘膜が胃酸による損傷を受けやすくなった場合に、消化性潰瘍が生じます。すなわち、**表1**

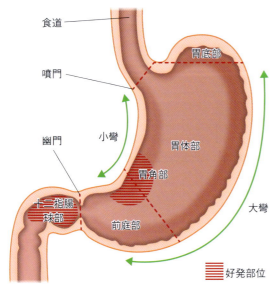

図❶　消化性潰瘍の好発部位

表❶　消化性潰瘍の発症に関与する因子

攻撃因子	防御因子
●外的因子 ・薬剤（NSAIDs、他） ・アルコール ・コーヒー ●内的因子 ・胃酸 ・ペプシン ・胆汁酸 ・ヘリコバクター・ピロリ 　（*H.pylori*）	・粘膜血流 ・粘液分泌 ・細胞増殖 ・プロスタグランジン

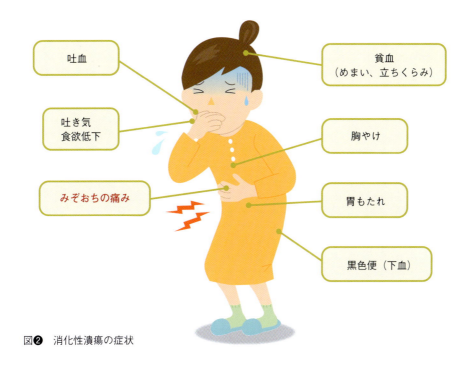

図❷　消化性潰瘍の症状

に示す攻撃因子と防御因子のバランスが崩れると発生します。消化性潰瘍の二大原因は、*H.pylori* の感染と、NSAIDsやコルチコステロイド薬などの薬剤です。*H.pylori* 除菌療法が行われる以前は、十二指腸潰瘍の約90％、胃潰瘍の約75％にこの細菌がみられました。現在では、約50～75％に低下しています。

　消化性潰瘍の大きさは、数mmから数cmにわたります。潰瘍の深さはⅠ～Ⅳ度の4段階に分類され、さらに悪化すると、消化管壁に穴が開いた穿孔となります。潰瘍の進行度によって、活動期、治癒期、瘢痕期に分類されます。

病状

　消化性潰瘍の症状としては、**図2**のようなものが挙げられます。自覚症状で最も多いのが「みぞおちの痛み」です。胃潰瘍と十二指腸潰瘍では、この痛みの発生する時期が異なります。胃潰瘍では食事中や食後であるのに対し、十二指腸潰瘍では空腹時、とくに早朝といわれています。

　潰瘍の合併症には、出血や穿孔、狭窄があり、生命にかかわります。

検査

消化性潰瘍の診断のために、問診とバリウム造影検査や上部消化管内視鏡検査が行われます。後者の内視鏡検査では、病変の組織検査が可能なため、潰瘍と潰瘍形成型の胃がんを鑑別することができます。生検組織を用いて H.pylori 感染の有無を調べますが、生検を行わずに感染を調べる方法もあります（**表2**）。

治療

消化性潰瘍から出血がある場合には、内視鏡を用いた止血治療が行われます。出血が持続すれば、血管塞栓術や手術が行われることもあります。外科治療は、合併症治療の際に施行されます。

出血がない場合や止血後には、病因に対応した薬物療法が行われます。胃酸分泌を抑制して潰瘍を治すための薬物療法を行い、NSAIDs を服用している場合は原則中止します。H.pylori に感染している場合は除菌療法を行います。

治療薬

消化性潰瘍の治療薬としては、攻撃因子である胃酸の分泌を抑制する薬や胃酸を中和させる作用をもつ制酸薬と、粘膜の防御作用を高める防御因子増強薬があります（**表3**）。

プロトンポンプ阻害薬は、胃壁細胞の H^+ 分泌の最終段階のプロトンポンプを特異的に阻害しま

表❷ H.pylori 感染診断のための検査法

1. 内視鏡による生検組織を用いた検査
2. 内視鏡による生検を必要としない検査
   - 尿素呼気試験
   - 血中抗 H.pylori 抗体測定
   - 便中 H.pylori 抗原測定

ヘリコバクター・ピロリ (H.pylori)

本体の長さは4μmで、緩やかに右巻きに2、3回ねじれています。一方の端には4～8本の鞭毛が付いていて、これを回しながら表層粘膜の中で動き回ります。この菌は、ウレアーゼという酵素を出して、胃の中の尿素を分解してアンモニア（アルカリ性）のバリアを作り、胃酸から身を守っています。多くの場合、一度感染すると、除菌しないかぎり胃の中に棲み続けます。この菌による炎症が、消化性潰瘍の他にも病気を引き起こすことがあきらかになってきました。

表❸ 治療薬の分類と特徴（参考文献[1]より引用改変）

分類		特徴
攻撃因子抑制薬	プロトンポンプ阻害薬	最強の酸分泌抑制薬、消化性潰瘍の第一選択薬
	H_2受容体拮抗薬	強い酸分泌抑制薬
	選択的ムスカリン受容体拮抗薬	強い酸分泌抑制薬
	抗ガストリン薬	ガストリンを介する酸分泌を抑制
	抗コリン薬	副交感神経遮断にて効果
	制酸剤	即効性あり、頓服薬
防御因子増強薬	プロスタグランジン製剤	NSAIDs潰瘍予防効果
	粘膜保護薬	潰瘍面に付着して粘膜を保護
	組織修復・粘液産生分泌促進薬	防御因子（表1参照）の増強作用
	抗ドパミン薬	胃血流の改善、抗精神作用

す。最強の酸分泌抑制薬で、消化性潰瘍・逆流性食道炎の第一選択薬となっています。

防御因子増強薬は、酸分泌抑制薬との併用により、潰瘍治癒の質を高める薬です。防御因子増強薬の多くは、内因性プロスタグランジンの増強作用を有しており、配合剤も多数あります（**表4**）。

H.pylori除菌療法

H.pylori除菌療法として、プロトンポンプ阻害薬の他に2種類の抗菌薬を用いる3剤併用療法が、まず1週間行われます。抗菌薬として、アモキシシリンやクラリスロマイシンが用いられています。

一次除菌が不完全な場合には、抗菌薬を1つ変えて二次除菌が行われます。なお、H.pylori除菌は、消化性潰瘍の治療だけでなく、胃がんの予防、胃MALTリンパ腫や特発性血小板減少性紫斑病の治療としても行われます。

歯科治療時の注意点

NSAIDsは、歯科領域では鎮痛薬として頻用されていますが、消化性潰瘍を有する患者においては、病変の増悪を来す可能性があるため、処方は避けます（**表5**）。経口薬の代わりに坐薬を使用しても、発症のリスクは低くならないとされてい

表❹ 消化性潰瘍の代表的な治療薬

	一般名	商品名	剤型
プロトンポンプ阻害薬（PPI）	オメプラゾール	オメプラール	錠①、注用
		オメプラゾン	錠②
	ランソプラゾール	タケプロン	カプセル、OD錠③、静注用
	ラベプラゾール	パリエット	錠④
	エソメプラゾール	ネキシウム	カプセル⑤
H₂受容体拮抗薬（H₂ブロッカー）	ファモチジン	ガスター	散、錠、D錠、注射液
	ラニチジン	ザンタック	錠、注射液
	シメチジン	タガメット	細粒、錠、注射液
選択的ムスカリン受容体拮抗薬	ピレンゼピン	ガストロゼピン	錠
抗ガストリン薬	プログルミド	プロミド	錠
抗コリン薬	ブチルスコポラミン	ブスコパン	錠、注射液
	プロパンテリン	プロ・バンサイン	錠
制酸剤	乾燥水酸化アルミニウム	アルミゲル	原末、細粒
プロスタグランジン製剤	ミソプロストール	サイトテック	錠
粘膜保護薬	スクラルファート	アルサルミン	細粒、内用液
組織修復・粘液産生分泌促進薬	レバミピド	ムコスタ	顆粒、錠
	テプレノン	セルベックス	細粒、カプセル
抗ドパミン薬	スルピリド	ドグマチール	細粒、錠、カプセル、筋注

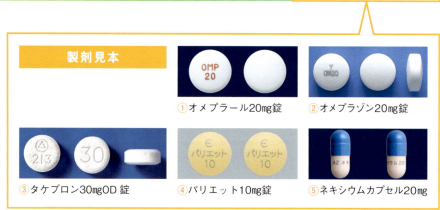

製剤見本
①オメプラール20mg錠　②オメプラゾン20mg錠　③タケプロン30mgOD錠　④パリエット10mg錠　⑤ネキシウムカプセル20mg

表❺ 消化性潰瘍発生が報告されている代表的なNSAIDs（厚生労働省：重篤副作用疾患別対応マニュアル 消化性潰瘍 平成20年3月より引用改変）

NSAIDs	商品名
ジクロフェナク	ボルタレン
ロキソプロフェン	ロキソニン
ロルノキシカム	ロルカム
アスピリン	アスピリン
アスピリン・ダイアルミネート	バファリン
エトドラク	ハイペン
メロキシカム	モービック

ます。

　消化性潰瘍を治療中の患者では、鎮痛薬を必要とする歯科処置の施行について検討する必要があります。鎮痛薬を必要とする場合は、アセトアミノフェン（カロナール®）が比較的安全とされています。

　H.pylori除菌療法では、抗菌薬としてアモキシシリンとクラリスロマイシンが用いられます。胃薬とこの2種類の抗菌薬1日分がパックとなってランサップ®として販売されています。歯性感染症でもよく用いられる抗菌薬のため、除菌療法中の抗菌薬の重複に留意します。また、歯周炎などの症状がマスクされる可能性もあります。

　加えて、除菌療法中の患者の約20％に味覚異常が認められ、「食べ物の味がおかしい」、「苦みや金属のような味を感じる」などの訴えがあります。

【参考文献】
1）浦部晶夫, 他（編）：今日の治療薬2016. 南江堂, 東京, 2016.
2）日本消化器病学会（編）：消化性潰瘍診療ガイドライン2015 改訂第2版. 南江堂, 東京, 2015.

03 腸疾患

　腸は、十二指腸から肛門にかけての消化管で、約6～7m前後の長さがあります（**図1**）。食物は蠕動運動によって送られ、小腸（十二指腸、空腸、回腸）によって消化・吸収を受け、大腸（上行結腸、横行結腸、下行結腸、S状結腸、直腸）で水と電解質が吸収され、不要物が肛門まで運ばれて糞便となって排泄されます。また、大腸は多様な病原体と戦う免疫力を司る場です。大腸には、数百種の腸内細菌が常に約100兆個存在します。

　腸内細菌は、体によい働きをする善玉菌（ビフィズス菌、乳酸菌など）と、悪い働きをする悪玉菌（大腸菌、ブドウ球菌など）、普段は影響を及ぼすことなく、悪玉菌が増えると悪玉菌の働きを助ける日和見菌（バクテロイデスなど）に分けられます。腸内細菌のバランスが崩れて悪玉菌が増えると、さまざまな症状を生じます。

症状と治療薬

　腸疾患の主要な症状は、腹痛や排便の異常（下痢、便秘、血便）です（**表1**）。腹痛のなかにも「どこなのかよくわからない鈍い痛み」や、「鋭い痛みが一点に集中していると感じる痛み」があります。下痢はさまざまな消化管疾患によって起こる、非特異的な症状です。

　診断には、一般検査に加えて内視鏡検査が行われます。**表2**に大腸の主な疾患を示します。小腸の疾患に関しては、内視鏡技術の進歩によってあきらかになりつつあります。

　疾患や症状に合わせて用いる治療薬には、**表3**のような種類があります。本項では、炎症性腸疾患、過敏性腸症候群と薬剤性腸炎について述べます。

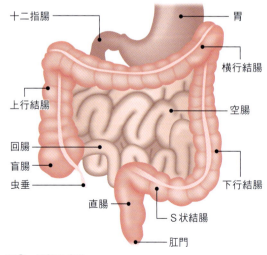

図❶　腸管の名称

表❶ 腸疾患の症状

- 吐き気、嘔吐
- 便秘
- 下痢
- 出血（下血、吐血）
- 腹痛

表❷ 大腸の主な疾患

- 虫垂炎
- 感染性腸炎
- 炎症性腸疾患（潰瘍性大腸炎、クローン病）
- 大腸憩室症、大腸憩室炎
- 虚血性大腸炎
- 大腸がん
- 大腸ポリープ、大腸ポリポージス
- 腸閉塞（イレウス）
- 過敏性腸症候群
- 便通異常
- 直腸脱

表❸ 腸疾患治療薬の分類

分類	特徴	主な商品名
腸運動抑制薬	オピオイド受容体に作用 腸の運動・分泌を抑制	ロペミン
収斂薬	腸粘膜面を覆い、腸の運動を抑制	タンナルビン
		次硝酸ビスマス
吸着薬	細菌性毒素を吸着、腸を保護	アドソルビン
殺菌（防腐）薬	腸管内殺菌	フェロベリン
乳酸菌（整腸）製剤	腸管内毒素の産生や吸収の抑制	ビオフェルミン
		ラックビー
		ビオスミン
		ミヤBM
		ビオスリー
乳糖分解酵素薬	酵素欠損者の消化酵素	ガランターゼ
		ミルラクト
消化管ガス駆除薬	消化管のガス除去	ガスコン
過敏性腸症候群治療薬	腸管内水分の抑制	コロネル
	腸運動の抑制	ポリフル
		トランコロンP
		イリボー
アヘンアルカロイド	強力な腸管蠕動運動抑制	アヘンチンキ
漢方薬	他剤の補助	啓脾湯
		五苓散
		半夏瀉心湯
炎症性腸疾患治療薬	腸管の炎症の抑制	（表4に別掲）

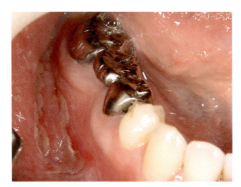

図❷　歯肉頬移行部の炎症性病変

炎症性腸疾患

炎症性腸疾患（IBD）は、潰瘍性大腸炎（UC）とクローン病（CD）の総称として用いられます。原因は不明ですが、免疫の過剰反応によって腸管粘膜に炎症や潰瘍が生じ、再燃と緩解を繰り返す慢性疾患です。主に先進国の都市圏で、10〜20歳代の若年者に発症し、"腸の現代病"とも呼ばれています。日本でも患者数は年々増加しており、現在17万人を超えているとされています。

潰瘍性大腸炎は、大腸の腸管壁に炎症と潰瘍を生じます。クローン病は、大腸だけでなく小腸にも病変を生じ、口腔粘膜に症状が生じる場合もあります（図2）。

IBD治療の基本は、腸管の炎症を抑えて症状を和らげるための薬物療法であり、薬物療法で症状が制御できない場合には、外科治療の対象になることがあります。

薬剤としては、5-アミノサリチル酸（5-ASA）製剤、副腎皮質ホルモン（ステロイド薬）、免疫調整薬、抗TNFα抗体薬が用いられます（**表4**）。抗TNFα抗体薬は、炎症反応に関与する生体内物質TNFαの作用を、その抗体によって抑える抗体製剤です。クローン病では、食事制限などで一時的に腸管を休ませ、成分栄養剤で栄養を補給する栄養療法も行われます。

また、腸管内で免疫反応を起こさせる物質を産生するとされる腸内細菌叢に対して、抗菌薬が使われることもあります。

過敏性腸症候群

過敏性腸症候群（IBS）は、腹痛や腹部不快感を伴う下痢や便秘などの便通異常が慢性的に繰り返される疾患です。検査で腸に器質的な病変がないにもかかわらず、症状が続く場合に診断されます。ストレスによって症状の発現や増悪がみられ、

表❹ 炎症性腸疾患治療薬

種類	作用	一般名	商品名	剤型
5-アミノサリチル酸製剤	炎症を抑制、有効成分が病変部に直接作用	サラゾスルファピリジン	サラゾピリン	錠①、坐剤
		メサラジン	ペンタサ、アサコール	錠、坐剤②、注腸液、顆粒
副腎皮質ステロイド	強力な炎症抑制作用	プレドニゾロン	プレドネマ	注腸液
		ベタメタゾン	ステロネマ	注腸
免疫調整薬	過剰な免疫反応を調節	アザチオプリン	イムラン、アザニン	錠
		6メルカプトプリン	ロイケリン	錠
抗TNFα抗体薬	TNFαの作用を抑制、TNFαの過剰な産生を抑制	インフリキシマブ	レミケード	点滴静注用③

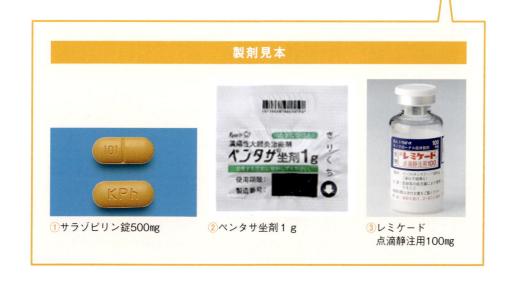

製剤見本

①サラゾピリン錠500mg　②ペンタサ坐剤1g　③レミケード点滴静注用100mg

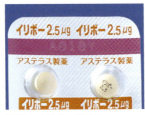
図❸ イリボー錠2.5μg

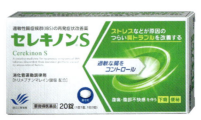
図❹ セレキノンS

このような状態がさらにストレスとなって症状の悪化を来し、QOLが著しく低下します。日本人のおよそ7人に1人がIBSと推定されており、若い年代に比較的多くみられる傾向にあります。症状によって、下痢型、便秘型、混合型、その他に分類されます。

　原因であるストレスの解消、食事療法、運動療法に加えて、薬物療法によって治療します。乳酸菌製剤、消化管運動調整薬や腸の異常な運動を抑えて腹痛を和らげる抗コリン薬などが処方されます。症状に合わせて、下剤や高分子重合体製剤が追加されます。下痢型のIBSには、セロトニン$5-HT_3$受容体拮抗薬（ラモセトロン、製品名イリボー：**図3**）が用いられます。ストレスなどによって遊離が促進された神経伝達物質セロトニンが、腸管神経に存在する$5-HT_3$受容体を活性化することにより、消化管運動を亢進させ、便通異常を引き起こします。また、求心性神経終末の$5-HT_3$受容体に結合することで、脳に痛みを伝えます。この$5-HT_3$受容体を選択的に阻害することで便通異常を改善し、腹痛および内臓知覚過敏の改善が期待できます。最近、男性のみならず、女性にも適応が拡大されました。

　急な腹痛や下痢、あるいは症状が軽いときは、症状を緩和する市販薬も用いられます。下痢止めは腸の過剰な運動を抑制する薬が、便秘薬は腸内に水分を留める塩類下剤が効果的とされ、刺激性下剤は症状を悪化させるおそれがあります。医師によるIBSの診断があれば、薬剤師のいる店舗で、再発症状改善薬（要指導医薬品）であるセレキノンS（**図4**）が購入できます。有効成分のトリメブチンが、ストレスなどで過敏になって運動に異常を生じた腸の動きを正常化するもので、いずれの型のIBSにも有効です。

薬剤性腸炎

　薬剤の投与によって、腸管に炎症が起き、腹痛、下痢や下血などの症状を生じる病気です。起因薬剤として最も多いのは抗菌薬で、非ステロイド性消炎鎮痛薬、抗がん薬、免疫抑制薬、経口避妊薬

でも生じます。偽膜性腸炎と出血性腸炎に大別されます。

　偽膜性腸炎は抗菌薬、とくにセフェム系やリンコマイシン系によって、腸内細菌のバランスが乱れて菌交代現象が起こり、クロストリジウム・ディフィシル菌が異常増殖し、産生毒素により粘膜が傷害されることによって発症します。大腸粘膜に特徴的な黄白色調の半球状に隆起した偽膜を生じ、重症例では死に至ることもあります。

　偽膜性腸炎は、基礎疾患のある高齢者に多くみられ、抗菌薬投与5〜10日後に発生する水のような下痢が主症状です。薬剤によって引き起こされるので、原因薬剤の中止が治療の基本です。さらに、クロストリジウム・ディフィシル菌に著効するバンコマイシンやメトロニダゾールなどの薬が用いられます。なお本菌は、MRSA同様、院内感染を起こす菌として注意を払う必要があります。

【参考文献】
1）浦部晶夫, 他(編)：今日の治療薬2016. 南江堂, 東京, 2016.

Column 「ビオフェルミンRとビオフェルミン」

　ビオフェルミンRは、抗生物質に耐性をもっている乳酸菌の製剤です（図5）。ビオフェルミンは乳酸菌やその仲間を用いた薬で、整腸作用があります。しかしながら、抗菌薬と同時に服用すると耐性がないため、自身も薬によって死滅してしまい、善玉菌を補うことができません。抗菌薬（ペニシリン系、セファロスポリン系、マクロライド系、テトラサイクリン系）投与中は、ビオフェルミンではなくビオフェルミンRを服用し、腸内細菌のバランスが乱れるのを防ぎます。

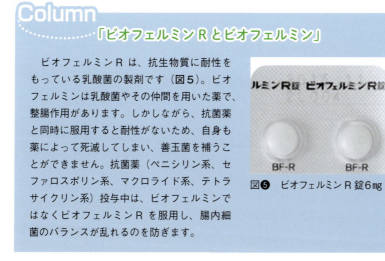

図❺　ビオフェルミンR錠6mg

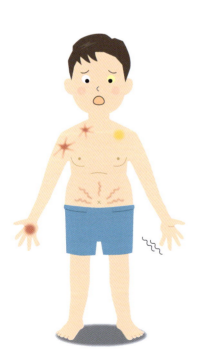

5章 呼吸器疾患

肺炎 …………………… 116
喘息 …………………… 120
COPD（慢性閉塞性肺疾患）
　………………………… 126

01 肺炎

　肺に炎症が起きる病気のことを、まとめて肺炎といいます。薬剤などが原因で、肺の間質部分に起こる非感染性の肺炎もありますが、主として、細菌やウイルスなどの病原微生物によって引き起こされる感染性の病気です。

　肺炎は日本人の死因のなかで、がん、心臓の病気についで3番目に多く、その死亡者の96.9%は65歳以上の高齢者です（厚生労働省：人口動態統計，2013）。

肺炎の分類

　肺炎は、病原微生物や感染する環境によって分類され、それぞれに治療ガイドラインが示されています。病原微生物の種類により、大きく「細菌性肺炎」「非定型肺炎」「ウイルス性肺炎」に分けられます（表1）。マイコプラズマではマクロライド系抗菌薬が用いられるように、それぞれ治療薬が異なります。感染する環境によって、「市中肺炎」「院内肺炎」「医療・介護関連肺炎」に分けられます（表2）。

医療・介護関連肺炎と誤嚥性肺炎

　医療・介護関連肺炎は、米国の医療ケア関連肺炎の概念を参考に、在宅介護を受けている患者や介護保険による療養病床に入院している患者をも包括するものとして、日本で2011年に提唱されました。難治性・再燃性で、予後が不良と考えられる高齢者に多い肺炎であり、耐性菌による肺炎

表❶　病原微生物による分類

- **細菌性肺炎**
  肺炎球菌、黄色ブドウ球菌、インフルエンザ菌などの細菌が原因
- **非定型肺炎**
  マイコプラズマ、クラミジアなど一般細菌とは異なる微生物が原因
- **ウイルス性肺炎**
  インフルエンザウイルス、麻疹ウイルスなどのウイルスが原因

表❷　感染する環境による分類

- **市中肺炎**
  日常生活を送っている人が、病院・診療所の外で感染し、発病する
- **院内肺炎**　何らかの病気で病院に入院中の方が感染し、発病する
- **医療・介護関連肺炎**
  - 長期療養病床群もしくは介護施設に入所している人が感染し、発病する
  - 90日内に病院を退院した人
  - 介護を必要とする高齢者、身障者
  - 通院にて継続的に血管内治療を受けている人
    （透析、抗菌薬、化学療法、免疫抑制薬などによる治療）が含まれる

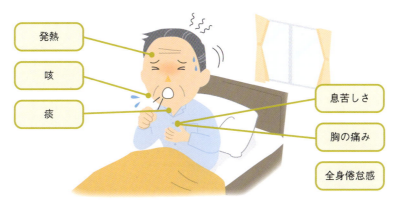

図❶　肺炎の症状

であることも特徴です。

　誤嚥性肺炎は嚥下機能障害を背景にして起きる肺炎で、誤って唾液や食物が気管に入ってしまう（誤嚥）際に、微生物が一緒に気管に入り、肺炎が引き起こされます。高齢者の食事摂取に関連して発症しますが、夜間睡眠時にも誤嚥は起こります。

　医療・介護関連肺炎と誤嚥性肺炎はオーバーラップするものです。また、院内肺炎や市中肺炎のうち、入院加療を必要とする肺炎においても、誤嚥の関与が無視できないとされています。

発症の機序

　病原微生物が空気と一緒に身体の中へ入ってきても、通常はさまざまな防御機能が働いて、これを排除します。しかしながら、抵抗力が落ちている状態や、呼吸器の疾患や内臓の疾患があると、防御機能より病原微生物の感染力のほうが上回り、肺炎を発症します。風邪やインフルエンザでは、ウイルスによって炎症が起こっている喉頭や気管に細菌が感染して、引き続き細菌性肺炎が発症する場合もあります。

症状

　肺炎の症状には、**図1**のようなものがあります。必ずしも、すべての人にこれらの症状が出るとは限りません。高齢者の肺炎では、「熱もなく、咳も出ない」のに、「倦怠感が続く、疲労感がある、食欲がわかない」などの症状を呈する場合があります。

検査

　肺炎の診断と治療には、問診や聴診などの診察に引き続き、肺炎であるかどうかを調べる検査と、原因の病原微生物を同定する検査を行います（**表3**）。肺炎の診断においては、画像検査がとても重要です（**図2**）。

表❸ 肺炎の診断と治療に用いられる各種検査
- 画像検査
  胸部X線撮影、胸部CT
- 血液検査
  白血球数、CRP、赤血球沈降速度、血中酸素濃度測定
- 病原微生物同定検査
  ・喀痰検査：塗末（グラム染色）、喀痰培養
  ・インフルエンザ迅速診断法（鼻腔・咽頭拭い液）
  ・尿中抗原検査：肺炎球菌、レジオネラ

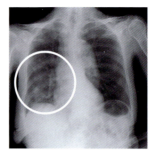

図❷ 胸部X線写真。右中下肺野の陰影（肺炎）

治療

肺炎の治療は、病原微生物に応じた抗菌薬による治療が中心です。原因菌が同定できるまでには時間を要するため、まずは経験的な薬剤の選択による治療が、ガイドラインによって示されています。最近では優れた経口抗菌薬が用いられるようになったため、患者の状態によっては外来での治療も行えるようになってきました。しかし、外来治療で症状の改善が遅いときにはすみやかに入院させて、点滴治療を行います。

また、肺炎のさまざまな症状を緩和するため、咳を鎮める鎮咳薬、熱を下げる解熱薬、痰を出しやすくする去痰薬、息苦しさや咳をやわらげる気管支拡張薬などが、症状に応じて処方されます。

表4に、誤嚥性肺炎に対する抗菌薬を示します。誤嚥性肺炎では、嫌気性菌を含めた口腔内常在菌が原因となるため、これに対応するβラクタマーゼ阻害薬配合ペニシリン系薬が第一に選択されます。ペニシリン系の薬剤は、細菌の細胞壁の合成を阻害することにより、細菌の増殖を抑制する抗生物質です。一部の菌はこの薬を分解する酵素（βラクタマーゼ）を産生して耐性を示すので、この酵素を阻害する成分も含んだ合剤が用いられます。

入院治療では耐性菌の保有リスクに応じて抗菌薬が選択されます。なお、院内肺炎では、緑膿菌などのグラム陰性桿菌まで含めた、広域の抗菌薬が選択されます。

歯科治療時の注意点

医療・介護関連肺炎は、難治化・再燃化しやすいため、肺炎の予防がきわめて重要であり、ワクチン接種や口腔ケアが強く推奨されています。

嚥下機能障害を起こしやすい病態を表5に示します。こうした患者の誤嚥性肺炎の予防には、正しい姿勢の維持（図3）とともに、口腔の清潔の維持や口腔機能を高める口腔ケアは重要です。また、入院酸素投与下での口腔乾燥には、十分な対策が必要です。

【参考文献】
1) JAID/JSC感染症治療ガイド・ガイドライン作成委員会：JAID/JSC感染症治療ガイドライン―呼吸器感染症. 2014.

表❹ 誤嚥性肺炎に対する抗菌薬（参考文献[1]より引用改変）

		一般名	略号	商品名
外来治療 （経口抗菌薬）	第一選択	クラブラン酸／アモキシシリン	CVA/AMPC	オーグメンチン①
		スルタミシリン	SBTPC	ユナシン②
	第二選択	モキシフロキサン	MFLX	アベロックス
		シフロタキサシン	STFX	グレースビット
		ガレノキサシン	GRNX	ジェニナック
入院治療 （耐性菌リスクが 低い場合）	第一選択	スルバクタム／アンピシリン	SBT/ABPC	ユナシンS
	第二選択	クリンダマイシン	CLDM	ダラシンS
入院治療 （耐性菌リスクが 高い場合）	第一選択	タゾバクタム／ピペラシリン	TAZ/PIPC	ゾシン
		イミペナム／シラスタチン	IPM/CS	チエナム
		メロペネム	MEPM	メロペン
		ドリペネム	DRPM	フィニバックス
		ビアペネム	BIPM	オメガシン
	第二選択	セフェピム（CFPM）、セフピロム（CPR）、レボフロキサシン（LVFX）、シプロフロキサシン（CPFX）、パズフロキサシン（PZFX）に、クリンダマイシン（CLDM）、メトロニダゾール（MNZ）、スルタミシリン（SBT/ABPC）を加えた2剤治療。MRSAが考えられる場合は上記に加えてMRSA肺炎に対する抗菌薬を加える		

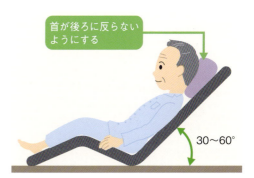

製剤見本

①オーグメンチン錠250mg
②ユナシン錠375mg

表❺ 嚥下機能障害を起こしやすい病態（参考文献[1]より引用改変）

- 陳旧性および急性の脳血管障害
- 変性神経疾患と神経筋疾患、パーキンソン病
- 意識障害、認知症
- 胃食道逆流、胃切除後（とくに胃亜全摘）、アカラシア、強皮症
- 寝たきり状態
- 喉頭・咽頭腫瘍
- 口腔の異常（咬合異常、義歯不適合、口腔乾燥など）
- 気管切開、経鼻胃管（経管栄養）
- 鎮痛薬・睡眠薬・抗コリン薬など口腔乾燥を来す薬剤の服用者

図❸ 誤嚥を起こしにくいベッド上の姿勢

首が後ろに反らないようにする

30～60°

02 喘息

　喘息は、気管支などの空気の通り道（気道）が、炎症によって狭くなる病気です。喘息患者の気道は常に炎症を起こしており、健康な人に比べて気道が狭くなり、空気が通りにくくなっています。炎症により敏感になっているため、わずかな刺激でも発作が起こります。

　わが国では、喘息患者は増加しており、小児の約6％、成人の約3％が罹患しているとされ、全体では400万人を超える患者がいます（平成16年度厚生労働省国民生活基礎調査）。

病態と発作の誘因

　小児喘息は、アレルギーが原因であることが多く、比較的男子に多く発症します。12〜13歳ごろになると、60〜70％の患者の症状はきわめて軽くなりますが、思春期・成人の喘息となる場合もあります。

　成人の気管支喘息は、その60〜80％が大人になって初めて発症します。慢性のアレルギー性疾患ですが、小児喘息に比べ、原因が明確に特定できない場合が多いとされています。

　発作の誘因には、ダニなどを吸い込むとアレルギー反応を起こす「アレルゲン」と、タバコの煙などのアレルゲン以外のものがあります（表1）。

症状

　喘息は、呼吸する際に「ゼーゼー」「ヒューヒュー」という音がする喘鳴の他にも、図1のような

PICK UP!

👉 アスピリン喘息

　アスピリンをはじめ、ロキソプロフェンなどの酸性非ステロイド性消炎鎮痛薬（NSAIDs）の投与により、喘息発作が惹起される病態で、成人の気管支喘息患者の10％前後にみられると報告されています。
　服薬して1時間以内に喘息発作が起き、時に意識障害を伴うほどの大発作となり、死亡することもあります。

表❶　発作の誘因

アレルゲンとなるもの	アレルゲン以外の誘因
・ダニ ・ハウスダスト ・ペット ・花粉 ・食物	・運動 ・タバコ ・過労・ストレス ・風邪などの感染症 ・大気汚染 ・天候・気温の変化 ・香水などの匂い

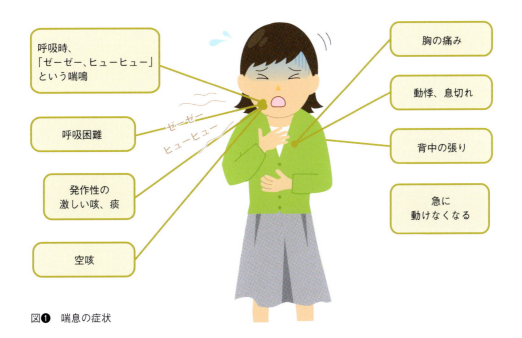

図❶ 喘息の症状

症状があります。喘息の発作は、夜間や早朝に生じやすいのが特徴です。その他にも、季節の変わり目や、風邪をひいたときなど、表1のような誘因にて生じます。

検査

検査には、**表2**のようにいくつか種類があり、症状や年齢、目的に合わせて行われます。

スパイロメトリーは、スパイロメーターという機械を用いて、息を思いきり吸い込み、次に力いっぱい吐き出すことで呼吸機能を調べる検査です。息を思いきり吸ったときの肺活量「努力性肺活量」、これをグラフ化した「フローボリューム曲線」、

表❷ 喘息の検査

- 呼吸機能検査（スパイロメトリー）
- 血液検査
  RAST法、MAST法（アレルゲンに対する抗体の検出）
- 気道過敏性試験
- 皮膚反応テスト
- 胸部レントゲン検査
- その他

最初の1秒間で吐き出した空気の量「1秒量（FEV_1）」、息を吐き出したときの息の強さ（速さ）の最大値「ピークフロー（最大呼気流量：PEF）」が得られ、診断と管理に用いられます。

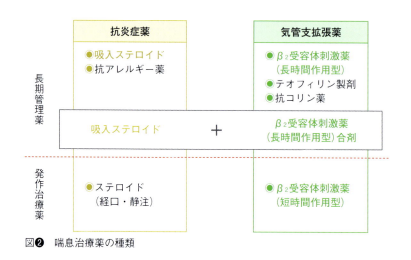

図❷　喘息治療薬の種類

治療

　喘息の治療には、発作を予防する治療と、発作が起きた際の治療があります。いずれも、基本は薬物治療です。

　喘息発作の予防には、薬物治療と同時に、アレルゲンや刺激を避けることも重要です。原因となるアレルゲンが判明していれば、それを除去し、回避できないものは脱感作療法を行います。室内の環境を整え、生活習慣の改善や体調管理も必要です。

　薬物治療の基本は、気道の炎症を抑えること（抗炎症）と、気道を拡げること（気管支拡張）です。そのため、喘息発作が起こらないように、長期間毎日規則的に使用する長期管理薬（コントローラー）と、喘息発作が起こったときだけに使用する発作治療薬（リリーバー）があります（図2）。

　長期管理薬の中心は、抗炎症効果が高い吸入ステロイド薬です。服薬しやすいように噴霧式吸入器など、さまざまな補助装置が使用されます。

　気管支拡張薬では、長時間にわたって作用するβ_2受容体刺激薬や、ゆっくり溶け出す徐放性テオフィリン製剤が使用されます。β_2受容体刺激薬は、交感神経のβ_2アドレナリン受容体に作用して、気管支の平滑筋を弛緩させ、気管支を拡張します。

　最近では、吸入ステロイド薬と長時間作用型β_2受容体刺激薬とが一緒になっている配合剤がよく用いられています。これに対し、喘息発作が起こったときは、ただちに発作を和らげる必要があるため、短時間作用型β_2受容体刺激薬が使用されます（表3）。

表❸ 代表的な喘息の薬

分類		一般名	商品名	剤型
ステロイド薬		フルチカゾン	フルタイド	ロタディスク①、ディスカス、エアゾール吸入
		ベクロメタゾン	キュバール	エアゾール
抗アレルギー薬		モンテルカスト	シングレア	細粒、錠、OD錠、チュアブル錠
			キプレス	細粒、錠、OD錠、チュアブル錠
		クロモグリク酸	インタール	顆粒、カプセル外用、吸入液、エアロゾル
β_2受容体刺激薬	長時間作用型	サルメテロール	セレベント	ロタディスク、ディスカス
		ツロブテロール	ホクナリン	錠、ドライシロップ、テープ②
	短時間作用型	サルブタモール	サルタノール	インヘラー（図3）
			ベネトリン	錠、シロップ、吸入液
		プロカテロール	メプチン	顆粒、錠、ミニ錠、シロップ、ドライシロップ、吸入液、吸入液ユニット、エアー吸入、キッドエアー吸入、クリックヘラー、スイングヘラー
テオフィリン製剤		テオフィリン	テオドール	顆粒、錠③、シロップ、ドライシロップ
			テオロング	顆粒、錠
抗コリン薬		チオトロピウム	スピリーバ	吸入用カプセル、レスピマット吸入
		グリコピロニウム	シーブリ	吸入用カプセル
ステロイド薬＋β_2受容体刺激薬		フルチカゾン＋サルメテロール	アドエア	ディスカス④、エアゾール吸入
		ブデソニド＋ホルモテロール	シムビコート	タービュヘイラー⑤
		フルチカゾン＋ビランテロール	レルベア	エリプタ

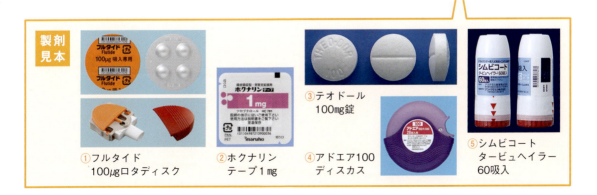

製剤見本

① フルタイド 100μgロタディスク
② ホクナリン テープ1mg
③ テオドール 100mg錠
④ アドエア100 ディスカス
⑤ シムビコート タービュヘイラー 60吸入

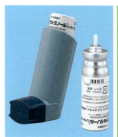
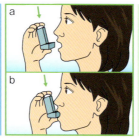

aまたはbのように、息をゆっくり吸い込みながら、ボンベの底を強く1回押して吸入する。
a：吸入口をくわえないで口より約4cm離して吸入する
b：吸入口を唇で、または歯で軽くくわえて吸入する

図❸　短時間作用型β₂受容体刺激薬の使い方（グラクソ・スミスクライン社ホームページより引用改変）

発作時の対応

　発作が起きた際には、発作治療薬で制御します。気管支を広げる短時間作用型β₂受容体刺激薬を用いますが、テオフィリン薬を併用する場合もあります。吸入補助器具（スペーサー）を使うと、そのまま吸入するより効果が高くなります。**図3**のように吸入して、改善が不十分であれば、20分おきに吸入し、症状の改善が認められない場合、苦しくて横になれないほど重度の発作の場合は、救急外来を受診します（**図4**）。

コントロールの評価

　喘息症状や発作治療薬の使用が週1回以上あれば、コントロール不十分とされています（**表4**）。

歯科治療上の注意点

1．喘息患者の歯科治療は、コントロール良好の時期に行うことが原則です（表4参照）。
2．発作の誘因となるような、ストレスを与えないように注意を払います。
3．発作時の対応のため、発作治療薬を持参しているかを確認してください。
4．アスピリン喘息患者では、歯科治療で頻用されるロキソプロフェンなどの酸性NSAIDsの使用を避けます。アセトアミノフェンや塩基性NSAIDsは比較的安全とされています。
5．抗菌薬のなかで、14員環マクロライド系のクラリスロマイシン、エリスロマイシン、およびニューキノロン系のノルフロキサシンは、テオフィリンの作用を増強することが知られています。

【参考文献】
1）日本アレルギー学会：喘息予防・管理ガイドライン2015，協和企画，東京，2015．

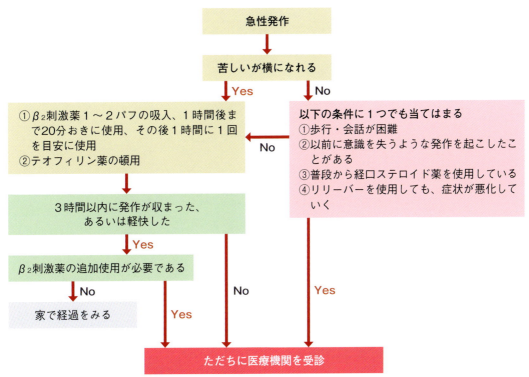

図❹　喘息発作時の対応（リウマチ・アレルギー情報センター：ガイドライン 成人気管支喘息，2010年改訂版より引用改変）

表❹　喘息コントロールの評価（参考文献[1]より引用改変）

	コントロール良好 （すべての項目が該当）	コントロール不十分 （いずれかの項目が該当）	コントロール不良
喘息症状（日中および夜間）	なし	週1回以上	コントロール 不十分の項目が 3つ以上当てはまる
発作治療薬の使用	なし	週1回以上	
運動を含む活動制限	なし	あり	
呼吸機能（FEV_1およびPEF）	予測値あるいは 自己最高値の80％以上	予測値あるいは 自己最高値の80％未満	
PEFの日（週）内変動	20％未満	20％以上	
増悪	なし	年に1回以上	月に1回以上*

＊増悪が月に1回以上あれば，他の項目が該当しなくてもコントロール不良と評価する

03 COPD（慢性閉塞性肺疾患）

　COPDとは、Chronic Obstructive Pulmonary Disease（慢性閉塞性肺疾患）の略で、タバコなどの有毒な粒子やガスの長期間の吸入によって生じた肺の慢性的な炎症を基本病態とする、呼吸器疾患です。空気の出し入れがうまくいかなくなる（気流制限）ので、徐々に通常の呼吸ができなくなり、息切れが起こります。

　日本においては、患者数約530万人、成人の8.6%と推定されており（2001年 NICE Study）、2013年に1万6千人以上の方がこの疾患で死亡し、日本人男性の死亡原因の第8位になっています。原因のほとんどが、喫煙習慣によるものです。

病態

　COPDの基本病態は、末梢気道（気管支）病変と肺実質（肺胞）の破壊による気流制限で、両者がさまざまな割合で複合的に作用することにより生じます（図1）。COPDは徐々に進行し、急性増悪を繰り返しながら呼吸機能が低下、日常の行動や生活が制限されるようになります。喫煙や加齢に伴う併存症以外にも、COPDによって全身性炎症や心・血管疾患などの併存症を生じ、呼吸不

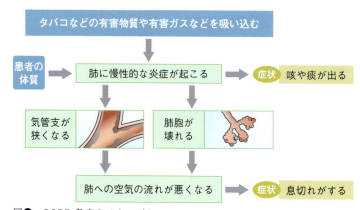

図❶　COPD発症のメカニズム

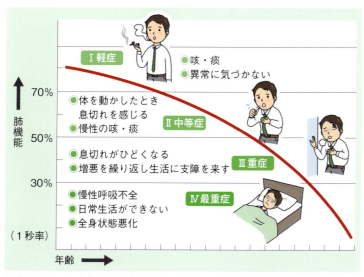

図❷ COPDの症状とその進行

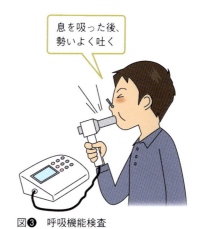

図❸ 呼吸機能検査

全や心不全、重篤な肺炎を起こし、ついには死に至ることになります。COPDの進行によって生命予後は悪化しますが、適切な管理を行えば、予後の改善を期待できます。

症状

COPDの臨床症状は、慢性の咳や痰、労作時の呼吸困難（息切れ）です。早期では自覚症状や身体所見を欠くことが多いですが、経過とともに出現し、徐々に進行していきます（図2）。喘息を合併したCOPDは、喘息のないCOPDに比べて重症で、予後不良です。

診断

COPDは、スパイロメーターを使った呼吸機能検査によって気流閉塞を検出することで診断されます（図3）。「努力肺活量（FVC：思い切り息を吸ってから強く吐き出したときの息の量）」と「1秒量（FEV_1：最初の1秒間で吐き出せる息の量）」を測定し、FEV_1値をFVC値で割った「1秒率（FEV_1/FEV％）」の値を検討します。この値が70％未満の場合、COPDの可能性があります。さらに、胸部X線などの画像診断、血液生化学検査や血液ガス測定などにより、他の呼吸器疾患との鑑別診断が行われます。

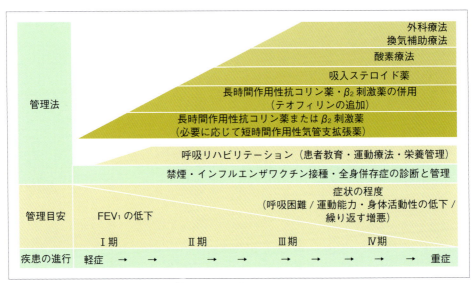

図❹ COPD安定期の管理（参考文献[1]より引用改変）

治療

COPDの治療は、ガイドラインに基づき、疾患の重症度に応じて行われます（**図4**）。

COPDを根本的に治す方法がないため、進行の抑制、症状の緩和、運動耐用能や健康状態の改善、合併症や急性増悪などの予防と治療、死亡率の低下を目的に、禁煙指導、薬物療法、呼吸リハビリテーション、ワクチン接種、酸素療法および外科療法などが行われます。禁煙はCOPDの発症リスクを減少させ、進行を抑制する最も効果的で経済的な方法です。

薬物療法

薬物療法の中心は気管支拡張薬です。長時間作用性抗コリン薬（LAMA）、または長時間作用性β_2刺激薬（LABA）を基本として、必要時に短時間作用性β_2刺激薬（SABA）もしくは短時間作用性抗コリン薬（SAMA）の吸入で対応します。
次のステップでは、LAMAとLABAを併用し、治療効果が不十分な場合にはテオフィリン徐放薬が追加されます。中等度以上の気流閉塞を有し、増悪を繰り返す場合には吸入ステロイド（ICS）を追加して用います（図4、表1）。病態に応じて、痰を軟らかく、出しやすくする去痰薬（喀痰調整

表❶ COPDの治療で用いられる代表的な薬

分類	一般名	商品名	剤型
短時間作用性β₂刺激薬（SABA）	サルブタモール	サルタノール	インヘラー
		アイロミール	エアゾール
	プロカテロール	メプチン	エアー
		メプチン	クリックヘラー
短時間作用性抗コリン薬（SAMA）	オキシトロピウム	テルシガン	エロゾル
	イプラトロピウム	アトロベント	エロゾル
長時間作用性β₂刺激薬（LABA）	サルメテロール	セレベント	ロタディスク
		セレベント	ディスカス①
	ツロブテロール	ホクナリン	テープ
長時間作用性抗コリン薬（LAMA）	チオトロピウム	スピリーバ	専用吸入器（ハンディヘラー）②
		スピリーバ	レスピマット
長時間作用性β₂刺激薬（LABA）／吸入ステロイド（ICS）配合剤	サルメテロール／フルチカゾン配合剤	アドエア	ディスカス
テオフィリン徐放薬	テオフィリン	テオドール	錠
		テオロング	錠、顆粒
		ユニフィルLA	錠
喀痰調整薬	ブロムヘキシン	ビソルボン	吸入液③、細粒、錠
	カルボシステイン	ムコダイン	DS、錠④、細粒
	フドステイン	クリアナール	錠、内用液
	アンブロキソール	ムコソルバン	DS、内用液、錠⑤、Lカプセル

＊製剤見本は5章2項参照

製剤見本

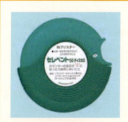
①セレベント50 ディスカス

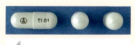
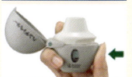
②スピリーバ吸入用カプセル18μgと専用吸入器（ハンディヘラー）

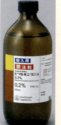
③ビソルボン吸入液0.2%

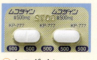
④ムコダイン錠500mg

⑤ムコソルバン錠15mg

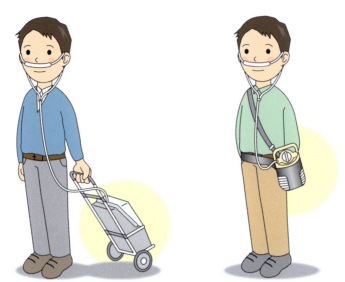

図❺ 在宅酸素療法。左：移動時のポータブルタイプの酸素濃縮装置、右：液体酸素装置（在宅酸素療法.comより引用改変）

薬）や、細菌感染による症状の悪化を防ぐ抗菌薬も使われます（表1）。

　抗コリン薬は、副交感神経の興奮に関与している物質アセチルコリンが、気道平滑筋のムスカリン（M_3）受容体に作用する過程を阻害することで、気管支収縮を抑制し、気管支を拡張します。一方、β_2刺激薬は、交感神経のβ_2アドレナリン受容体に作用し、平滑筋を弛緩させ、気管支を拡張します。テオフィリンは、気管支拡張作用と抗炎症作用を併せもったキサンチン系の薬剤です。

在宅酸素療法

　呼吸機能が低下して、継続的に酸素補給が必要になると、鼻カニューレを用いる在宅酸素療法の対象となります。在宅酸素療法を行うための酸素供給装置には、酸素濃縮装置と液体酸素装置の2種があり、通院時などの移動の際はポータブルタイプを用います（**図5**）。装置は安全のため、火気から2m以上離すことになっています。

増悪期

　通常では自然治癒する感染症でも、COPDでは症状の悪化を生じて呼吸不全となるおそれがあります。そのため、増悪の兆候がある場合（**表2**）には、早期の適切な治療によって重症化を予防します。

表❷　COPD 増悪のサイン

- 呼吸困難の増悪
- 痰の色の変化（膿性痰）
- 痰の量の増加
- 風邪症状

歯科治療上の注意点

1. 歯科治療は、COPD 安定期で管理されている時期に行うのが基本です。
2. 歯科治療時の呼吸管理が重要です。
- 治療前に喀痰の排出を十分に行ってから開始します。
- 治療時の息ごらえを防ぎ、気道を刺激しないように、治療姿勢や時間に配慮し、注水や切削片にも注意します。咳や痰のために、治療を中断する場合があります。
- 水平位診療で、患者の呼吸が苦しい場合には、起座位での診療を行います。
- パルスオキシメーターを用いた経皮的酸素飽和度（SpO_2）の測定は、患者管理の面からも有用です。

3. 局所麻酔薬に添加されているエピネフリンにより、疾患治療薬の β_2 刺激薬の作用が増強されるため、麻酔薬の使用量が多いと頻脈や不整脈が生じることがあります。
4. 歯科で用いるクラリスロマイシンなどの抗菌薬は、疾患治療薬のテオフィリンの血中濃度を上昇させるため、中毒症状として悪心、嘔吐や不整脈を生じることがあります。
5. 鼻カニューラを用いた酸素投与下での歯科治療の際には、酸素の流量と残量、装置の扱いや火気に十分注意する必要があります。

【参考文献】
1) 日本呼吸器学会 COPD ガイドライン第 4 版作成委員会（編）: COPD（慢性閉塞性肺疾患）診断と治療のためのガイドライン 第 4 版．メディカルレビュー社，東京，2013.
2) 一般社団法人 GOLD 日本委員会 COPD 情報サイト GOLD-jac.jp：http://www.gold-jac.jp/

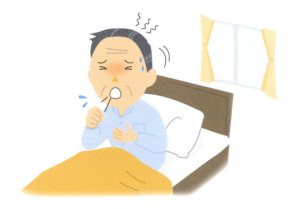

6章 アレルギー・自己免疫疾患

アレルギー疾患……………134
膠原病………………………140

01 アレルギー疾患

　現在日本では、国民の約半数が、喘息・アトピー性皮膚炎・花粉症・食物アレルギーなどのアレルギー疾患に罹患しているといわれており、その患者数は、近年増加傾向にあります。アレルギー疾患対策のいっそうの充実を図るため、2015年12月にアレルギー疾患対策基本法が施行されています。

　免疫は、自分の体の成分とは違うもの（細菌、ウイルス、食物、ダニ、花粉など）が体の中に入ってくると、これを異物（抗原）として認識して攻撃し、排除する仕組みです。アレルギー反応は、広くは免疫反応の一部ですが、異物に対して反応する際に自分の体を傷つけてしまう場合をそう呼んでいます。抗原のなかでも、とくにアレルギーを引き起こしやすいものをアレルゲンと呼んでいます。アレルゲンによって引き起こされるアレルギー症状はさまざまです。代表的なアレルギー疾患を**表1**に示します。

　本項ではアレルギー疾患のうち、アレルギー性鼻炎とアトピー性皮膚炎、アナフィラキシーについて述べます。

I型アレルギーの機序

①アレルゲン（抗原）が、口・鼻・目・皮膚などから体中に入ると、免疫反応により体内に特異的なIgE抗体がつくられます（感作）。

表❶　代表的なアレルギー疾患

	疾患名	反応
Ⅰ型	アレルギー性鼻炎（花粉症など）、気管支喘息、じんましん、アトピー性皮膚炎、アレルギー性結膜炎、食物アレルギー、アナフィラキシー	即時型
Ⅱ型	自己免疫性溶血性貧血、血小板減少症、顆粒球減少症、新生児溶血性黄疸	即時型
Ⅲ型	血清病、過敏性肺炎、ループス腎炎（慢性糸球体腎炎）、全身性エリテマトーデス	即時型
Ⅳ型	接触皮膚炎、結核の空洞形成、橋本病、ベーチェット病、臓器移植後の拒絶反応や移植片対宿主病（GVHD）、ツベルクリン反応	遅延型

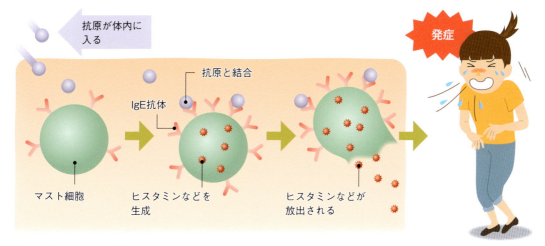

図❶　Ⅰ型アレルギーの機序

②アレルゲンが再度体中に入ると、抗原提示細胞・リンパ球・好酸球などの連携によって、アレルゲンとマスト細胞上の IgE 抗体が結合し、ヒスタミンなどの化学伝達物質が放出されます。これによって炎症が起こり、くしゃみや湿疹など、各臓器にアレルギーの症状が生じます（**図1**）。

検査

アレルギー反応の概要を把握する検査には、血液検査と皮膚テストがあります。血液検査で、好酸球数やアレルゲンに特異的な IgE 抗体を測定できます。皮膚テストは、皮膚表面から直接アレルゲンを接触させることで反応をみる検査で、プリックテストと遅発型アレルギー反応を見るパッチテストがあります。

治療

アレルギー疾患の治療の基本には、以下の4つがあります。
①原因となるアレルゲンの回避
②症状軽減のための薬物療法
③アレルギー性炎症反応の抑制のための長期的な薬物療法
④患者教育

アレルゲンを避けきれないような場合の治療法として、アレルゲンを低濃度から体内に取り込み、徐々に濃度を上げて慣れることで過敏さをとるアレルゲン免疫療法（減感作療法）があります。皮下注射で行う方法以外に、花粉症に対して、スギ花粉を含むエキス液（製品名：シダトレンスギ花

粉舌下液；図2）を舌下に滴下します。ダニに対しては、ダニ舌下錠（製品名：アシテア、ミティキュア）を用いる舌下免疫療法が治療に応用されています。

アレルギー性鼻炎

アレルギー性鼻炎は、くしゃみ、水性鼻漏（さらさらした水のような鼻水が出ること）、鼻閉（鼻づまり）が主な症状です。アレルギー性鼻炎は、好発時期から通年性と季節性に分けられ、前者は室内塵（ハウスダスト）やダニのアレルギーが多く、後者はほとんどが花粉症です。なお、室内塵は雑多なものを含んでいますが、多くの場合、ダニアレルギーを意味します。

アレルギー性鼻炎では、多彩な症状や重症度に応じて、抗アレルギー薬やステロイド（主として鼻噴霧用）が選択されて用いられます。花粉症の場合は、予測される花粉の飛散量と、最も症状が強い時期における病型、重症度をもとに薬剤が選択されます（**表2**）。

抗アレルギー薬

狭義には、Ⅰ型アレルギー反応に関係する化学伝達物質（ケミカルメディエーター）の遊離や作用を調整する薬剤の総称で、**表3**のような薬剤があります。

第1世代抗ヒスタミン薬は、効果の発現が早いものの、中枢神経抑制が強く、車の運転や機械作業をするなど、持続的な注意を要する人は使用を

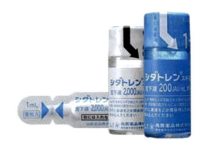

図❷　シダトレンスギ花粉舌下液

避けます。また、強い抗コリン作用のため、緑内障や前立腺肥大の患者への投与が禁忌であり、口腔乾燥も生じます。

一方、第2世代抗ヒスタミン薬は、第1世代に比して眠気は少なく、メタキシジンを除き上記禁忌はありません。

アトピー性皮膚炎

アトピー性皮膚炎は、寛解と増悪を繰り返す、痒みのある湿疹を特徴とする皮膚疾患です。皮膚が乾燥しやすい素因（ドライスキン）とアトピー素因（アレルギーを起こしやすい体質）を背景に、食物やダニなどのアレルギー因子と、汗などのアレルギー以外の環境因子が加わって発症します。

アトピー性皮膚炎の治療の目的は、炎症を抑えて皮膚のバリア機能を回復させ、湿疹ができない状態を目指すことです。そのためには、悪化要因の対策、スキンケアとともに炎症を抑える薬物療法が行われます。症状に応じたステロイド外用薬（**表4**）や免疫抑制剤の外用薬（製品名プロトピッ

表❷ 重症度に応じた花粉症に対する治療法の選択（参考文献[2]）より引用改変）

	初期療法	軽症	中等症	重症・最重症
鼻閉型 or 鼻閉を主とする充全型	①抗ロイコトリエン薬 ②抗プロスタグランジンD₂・トロンボキサンA₂薬 ③Th2サイトカイン阻害薬 ④鼻噴霧用ステロイド薬 ＊上記のうち、いずれか1つ	①第2世代抗ヒスタミン薬 ②遊離抑制薬 ③抗ロイコトリエン薬 ④抗プロスタグランジンD₂・トロンボキサンA₂薬 ⑤Th2サイトカイン阻害薬 ⑥鼻噴霧用ステロイド薬 ＊上記のうち、いずれか1つ ①〜⑤で治療を開始したときは必要に応じて⑥を追加	抗ロイコトリエン薬 or 抗プロスタグランジンD₂・トロンボキサンA₂薬 ＋ 鼻噴霧用ステロイド薬 ＋ 第2世代抗ヒスタミン薬 もしくは 第2世代抗ヒスタミン薬・血管収縮薬配合剤 ＋ 鼻噴霧用ステロイド薬	鼻噴霧用ステロイド薬 ＋ 抗ロイコトリエン薬 or 抗プロスタグランジンD₂・トロンボキサンA₂薬 ＋ 第2世代抗ヒスタミン薬 もしくは 鼻噴霧用ステロイド薬 ＋ 第2世代抗ヒスタミン薬・血管収縮薬配合剤 ＊必要に応じて点鼻用血管収縮薬を1〜2週間に限って用いる。症状がとくに強い症例では経口ステロイド薬を4〜7日間処方する
		点眼用抗ヒスタミン薬 or 遊離抑制薬		点眼用抗ヒスタミン薬、遊離抑制薬 or ステロイド薬
				手術　＊鼻閉型で鼻腔形態異常を伴う症例
	アレルゲン免疫療法			
	抗原除去・回避			

	初期療法	軽症	中等症	重症・最重症
くしゃみ・鼻漏型	①第2世代抗ヒスタミン薬 ②遊離抑制薬 ③鼻噴霧用ステロイド薬 ＊上記のうち、いずれか1つ	①第2世代抗ヒスタミン薬 ②遊離抑制薬 ③抗ロイコトリエン薬 ④抗プロスタグランジンD₂・トロンボキサンA₂薬 ⑤Th2サイトカイン阻害薬 ⑥鼻噴霧用ステロイド薬 ＊上記のうち、いずれか1つ ①〜⑤で治療を開始したときは必要に応じて⑥を追加	第2世代抗ヒスタミン薬 ＋ 鼻噴霧用ステロイド薬	鼻噴霧用ステロイド薬 ＋ 第2世代抗ヒスタミン薬
		点眼用抗ヒスタミン薬 or 遊離抑制薬		点眼用抗ヒスタミン薬、遊離抑制薬 or ステロイド薬
	アレルゲン免疫療法			
	抗原除去・回避			

表❸　主な抗アレルギー薬

		商品名
ケミカルメディエーター遊離抑制薬		インタール①、リザベン、ソルファ、ケタス、アレギサール、ペミラストン
抗ヒスタミン薬（ヒスタミンH₁受容体拮抗薬）	第1世代	ポララミン②、タベジール など
	第2世代	アレグラ③、ザジテン、アゼプチン、セルテクト、ゼスラン、ニポラジン、ダレン、レミカット、アレジオン、エバステル、ジルテック、リボスチン、タリオン、アレロック、クラリチン、ザイザル
トロンボキサンA₂拮抗薬		バイナス④、ベガ、ドメナン、ブロニカ
ロイコトリエン受容体拮抗薬		オノン⑤、シングレア、キプレス
Th2サイトカイン阻害薬		アイピーディ⑥

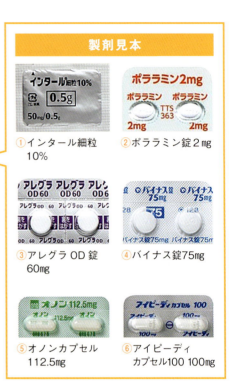

製剤見本

①インタール細粒10%
②ポララミン錠2mg
③アレグラOD錠60mg
④バイナス錠75mg
⑤オノンカプセル112.5mg
⑥アイピーディカプセル100 100mg

表❹　主なステロイド外用薬

炎症を抑える強さ	商品名
Ⅰ群（最強）	デルモベート①、ダイアコート②、ジフラール
Ⅱ群（より強い）	フルメタ、マイザー、アンテベート、トプシム、リンデロンDP、ビスダーム、ネリゾナ、テクスメテン
Ⅲ群（強い）	エクラー、メサデルム、ボアラ、ザルックス、アドコルチン、リンデロンV、ベトネベート、プロパデルム、フルコート
Ⅳ群（やや弱い）	リドメックス、レダコート、ケナコルトA、ロコルテン、アルメタ、キンダベート、ロコイド、デカダーム
Ⅴ群（弱い）	プレドニゾロン

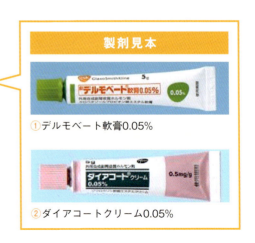

製剤見本

①デルモベート軟膏0.05%
②ダイアコートクリーム0.05%

表❺ アナフィラキシーの症状

皮膚症状	じんましん、赤み、痒み など
粘膜症状	口唇・舌・口腔粘膜の浮腫、眼の痒み、瞼の腫れ など
呼吸器症状	くしゃみ、咳、息苦しさ、ゼイゼイ・ヒューヒューする呼吸音 など
消化器症状	腹痛、下痢、嘔吐 など
重度の症状	血圧の低下、意識障害、失禁

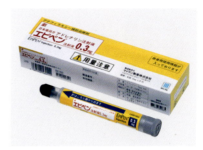

図❸　エピペン注射液0.3mg

ク軟膏）を主体とした薬物療法に加え、保湿剤（軟膏、クリームなど）や痒みを起こしにくくするために抗アレルギー薬が処方されます。

アナフィラキシー

　アナフィラキシーとは、食物、ハチ毒、ペニシリンなどの抗菌薬・アスピリンなどの解熱鎮痛薬、ラテックスなどにより、短時間に全身の複数の臓器に出現する激しい急性のアレルギー反応です（表5）。血圧が低下して意識障害を生じ、生命を脅かす危険な状態（アナフィラキシーショック）になることがあります。

　アナフィラキシーの症状が出現した際は、原因物質をただちに除去し、安静な体位をとるようにします。いったん症状が治まっても、時間をおいて再び症状が現れる二相性反応もあるため、必ず病院で診断を受けるようにします。

　医師の治療を受けるまでの間、症状の進行を一時的に緩和し、アナフィラキシーショックを防ぐためのアナフィラキシー補助治療剤（アドレナリン自己注射薬）にエピペン（商品名、**図3**）があります。

【参考文献】
1）日本アレルギー学会ホームページ：アレルギーを知ろう．2016．
2）鼻アレルギー診療ガイドライン作成委員会：鼻アレルギー診療ガイドライン―通年性鼻炎と花粉症―2016年度版（改訂8版）．ライフサイエンス，東京，2016．
3）浦部晶夫，他（編）：今日の治療薬2016．南江堂，東京，2016．

02 膠原病

　全身の結合組織と血管に炎症が起こる病気は、まとめて膠原病と呼ばれています。これは、細胞と細胞の間にある膠原線維（コラーゲン）などの結合組織や、そこを走る血管に病変が起こる疾患で、全身性エリテマトーデス、強皮症、皮膚筋炎および多発性筋炎、結節性多発動脈炎、関節リウマチなどが含まれます（**表1**）。

　膠原病の特徴として、「自己免疫疾患」「リウマチ性疾患」「結合組織疾患」の3疾患を有しています。その臨床像は、全身性で多臓器に障害を来す慢性炎症性、難治性の疾患で、遺伝的背景をもとに自己抗体が出現します。

　膠原病の原因は未解明ですが、遺伝・免疫異常・環境がリスク因子として考えられています。膠原病の患者は、圧倒的に女性のほうが多く、20～50代に発症します。女性ホルモン（エストロゲン）と自己免疫疾患との関係や、妊娠・出産の機能とのかかわりが考えられています。

　わが国の膠原病患者は、最も多い関節リウマチで70万人以上、ついで全身性エリテマトーデスで5万7千人以上とされています。

症状

　膠原病の症状は、疾患によってさまざまですが、初期には共通してみられる症状がいくつかあります。たとえば、原因不明の発熱、関節痛、筋肉痛、こわばり、疲れやすさといった症状です。その他にも、**表2**のような症状が現れます。

検査

　膠原病を疑う身体所見と病歴をもとに、基本的検査による絞り込みを行った後、疾患特異的な自己抗体の検索など、確定診断のための検査が行われます

表❶　膠原病とその類縁疾患。（　）内は略称

●全身性エリテマトーデス（SLE）	●多発血管炎性肉芽腫症（GPA）
●関節リウマチ（RA）	●リウマチ性多発筋痛症（PMR）
●強皮症（SSc）	●成人スティル病（AOSD）
●多発性筋炎／皮膚筋炎（PM/DM）	●強直性脊椎炎（AS）
●結節性多発動脈炎（PN）	●ベーチェット病（BD）
●混合性結合組織病（MCTD）	●再発性多発軟骨炎（RP）
●シェーグレン症候群（SS）	●抗リン脂質抗体症候群（APS）
●大動脈炎症候群（TA）	●その他

表❷　膠原病の自覚症状

- **全身症状**
  - 原因不明の発熱が続く　・体重が減る
- **関節の症状**
  - あちこちの関節が痛む
  - 手がこわばって動かしにくい
- **筋肉の症状**
  - 頭を持ち上げての起床が困難
  - しゃがむと立ち上がるのが困難
- **皮膚症状**
  - 皮膚に赤い斑点が現れる
  - 冷えると皮膚の色が変わる（レイノー現象）
  - 痛みのないしこりがある
- **粘膜の症状**
  - 口が渇く　・眼がゴロゴロする

表❸　膠原病の検査

基本的検査	確定診断に要する検査
・尿検査 ・血液検査 ・生化学検査、蛋白分画 ・炎症反応 ・免疫血清検査 ・X線検査（胸腹部、関節）	・免疫血清検査 　疾患標識抗体（自己抗体） 　補体 ・臓器機能検査 ・画像検査 ・病理組織学的検査

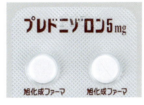

図❶　ステロイド薬。プレドニゾロン（プレドニゾロン®）

（表3）。疾患各々に、診断基準が確立されています。膠原病の検査所見では、炎症反応の亢進、自己免疫に由来する免疫異常、各臓器病変に由来する検査異常が認められます。臨床症状と検査所見から活動性を評価し、治療計画が立案されます。

治療

膠原病の治療は、自己免疫を抑えて炎症を鎮静化させ、組織の障害を防ぐことです。主体は薬物療法で、血漿交換療法、理学療法や温熱療法なども行われます。

全身性エリテマトーデスの薬物治療は、原則ステロイド薬で、臓器障害の種類や重症度に応じて投与量が決められます。経口薬のプレドニゾロン（図1）を体重あたり0.5〜1.0mg/kgで開始し、疾患の活動性が低下して臓器障害の改善が得られれば、徐々に減量（テーパリング）します。重症病変を伴って治療を急ぐ場合には、メチルプレドニゾロンの経静脈投与によるステロイドパルス療法が選択されます。ステロイド薬は、抗炎症作用・免疫抑制作用・代謝作用を有して、治療効果の高い薬剤ですが、一方で注意すべき副作用もあります（図2）。

免疫抑制薬は、ステロイドのみでは疾患活動性が制御できない場合などに使用されます。シクロホスファミド（エンドキサン®）、シクロスポリン（ネオーラル®）、タクロリムス（プログラフ®）、ミゾリビン（ブレディニン®）、メトトレキサート（メトトレキサート®）などがあります。

発熱や疼痛に対しては、非ステロイド性消炎鎮痛薬（NSAIDs）が用いられます。対症療法として、皮膚・粘膜や眼病変に対しては局所療法が行われ

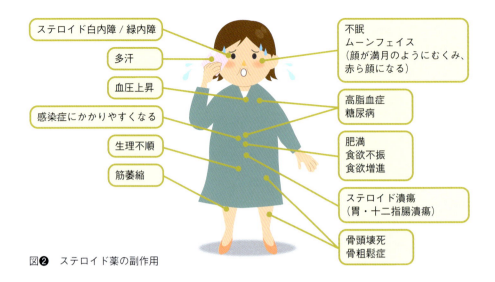

図❷　ステロイド薬の副作用

ます。シェーグレン症候群の口腔乾燥に対しては、唾液腺細胞のムスカリン受容体に結合して作用するセビメリン塩酸塩水和物（エボザック®、サリグレン®）や、スプレータイプの人工唾液であるサリベート®が処方されます。

● **関節リウマチの治療**

関節リウマチは、他と比べて皮膚・内臓病変が少なく、関節症状が主体になることで、他の膠原病とは区別されることがあります。関節リウマチの治療は、炎症や痛みの軽減、免疫異常の是正、関節機能の維持・強化・再建、関節の変形・拘縮・強直の予防を図り、患者のQOLを高めることを目標とします。そのため、薬物療法、理学療法、手術療法などを適宜に組み合わせて治療を行います。

薬物療法としては、鎮痛作用や抗炎症作用を有するNSAIDsがまず用いられます。リウマチの活動性が高い場合には、抗リウマチ薬が薬物療法の中心となります。抗リウマチ薬には、免疫調整薬（免疫抑制作用はあきらかでないが、免疫異常を是正する薬）、免疫抑制薬（免疫抑制作用があきらかな薬）と生物学的製剤（標的分子が極めてあきらかな薬）があります（**表4**）。高い有効性を示しますが、副作用として感染症、血液障害、腎障害、肝障害、間質性肺炎などを引き起こすことがあります。なお、ステロイド薬は補助的に用いられます。

歯科治療時の注意点

1．膠原病の口腔症状には、**表5**のようなものがあります。二次的にシェーグレン症候群を合

表❹ 代表的な抗リウマチ薬

	一般名	商品名	剤型
免疫調整薬	ブシラミン	リマチル	錠①
	サラゾスルファピリジン	アザルフィジンEN	腸溶錠②
免疫抑制薬	メトトレキサート	リウマトレックス	カプセル③
	レフルノミド	アラバ	錠④
生物学的製剤	インフリキシマブ	レミケード	点滴静注用
	トシリズマブ	アクテムラ	点滴静注用、皮下注

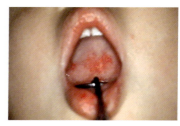

製剤見本
①リマチル錠50mg
②アザルフィジンEN錠500mg
③リウマトレックスカプセル2mg
④アラバ10mg錠

表❺ 膠原病とその類縁疾患の口腔症状

全身性エリテマトーデス	口腔粘膜の紅斑・びらん・潰瘍。とくに硬口蓋（図3）
シェーグレン症候群	口腔乾燥、う蝕多発
関節リウマチ	進行例では顎関節も破壊、開咬
強皮症	口裂の狭小化、舌萎縮、舌小帯短縮
多発血管炎性肉芽腫症	口腔潰瘍、口腔の疼痛
ベーチェット病	再発性アフタ性潰瘍

図❸ 全身性エリテマトーデスの口腔所見。口蓋の紅斑とびらん

併する場合もあります。

2. 歯科治療は、炎症症状の強い活動期を避けて行うことが望ましいとされています。

3. ステロイド薬や免疫抑制薬などの副作用により、歯性感染症の増悪、術後感染や創部治癒遅延が起こります。抜歯などの観血的処置や処方には、十分に留意する必要があります。

4. 手指の関節症状があると、通常の歯ブラシによる口腔清掃を十分に行えないため、症状に応じた器具と方法が必要となります。

words

【自己免疫疾患】
自分自身の細胞やタンパク質などに対する免疫反応（自己免疫）によって引き起こされる病気の総称。

【リウマチ性疾患】
骨、関節や筋肉などに痛みやこわばりが生じる病気の総称。

【参考文献】
1) 浦部晶夫, 他（編）: 今日の治療薬2016. 南江堂, 東京, 2016.
2) 日本リウマチ学会: 関節リウマチ診療ガイドライン2014. メディカルレビュー社, 東京, 2014.

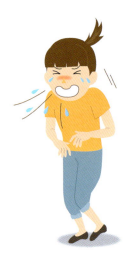

7章 血液疾患・腫瘍

貧血……………………… 146
がん……………………… 152

01 貧血

　貧血とは、酸素運搬を担う赤血球の中のヘモグロビンが少なくなった状態のことをいいます。貧血になると、酸素を全身へと運ぶ能力が低下してしまうため、組織が低酸素状態になります。また、心臓への負担が増えることで、さまざまな症状が出現します。貧血は女性に多く認められます。

　ヘモグロビンは、色素部分の「ヘム」とタンパク部分の「グロビン」で構成されています。「ヘム」の中心部に鉄が存在し、酸素と結合して運搬します（図1）。鉄は赤血球を構成する主要な材料ですが、体内で合成できないため、食事によって摂取する必要があります。貧血には多くの種類がありますが、この鉄が欠乏することによって起こる貧血が、全体の60～80％を占めています。

貧血の症状

　貧血になると、酸素の運搬が十分に行われなくなるため、図2のようなさまざまな症状が出てきます。なお、緩やかに貧血が進行する場合には、自覚症状を伴わないこともあります。

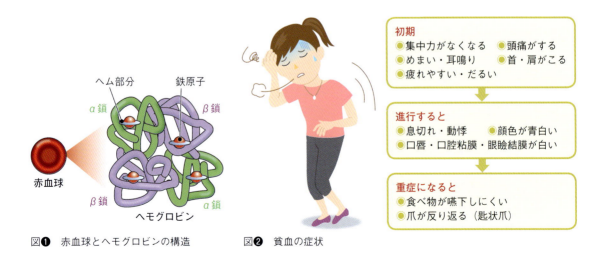

図❶　赤血球とヘモグロビンの構造

図❷　貧血の症状

初期
- 集中力がなくなる
- 頭痛がする
- めまい・耳鳴り
- 首・肩がこる
- 疲れやすい・だるい

進行すると
- 息切れ・動悸
- 顔色が青白い
- 口唇・口腔粘膜・眼瞼結膜が白い

重症になると
- 食べ物が嚥下しにくい
- 爪が反り返る（匙状爪）

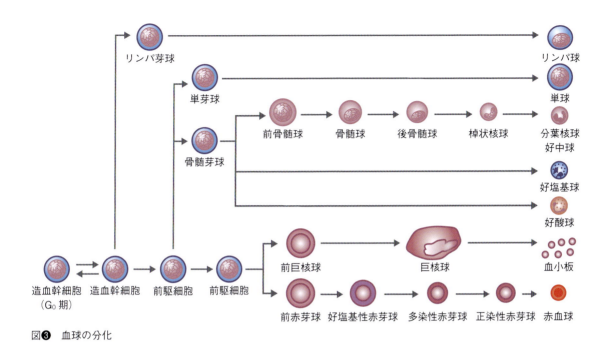

図❸　血球の分化

赤血球の分化と成熟

　血液細胞は、骨髄の造血幹細胞（多能性幹細胞）から、赤血球系・顆粒球系・単球系・リンパ球系に分化します（**図3**）。エリスロポエチンの刺激によって前赤芽球へと分化した細胞は、ビタミンや葉酸などの造血因子によって調節を受けて成熟し、脱核して網状赤血球や赤血球となって末梢血液中に出てきます（**図4**）。

検査と分類

　貧血の有無を調べるために、赤血球系の検査を行います。ヘモグロビン濃度が**表1**に示すぐらいまで低下した際に、貧血と診断されます。人間のヘモグロビン濃度は、出生直後に高い状態（赤ちゃん）を示し、低下した後に上昇します。青年期にピークに達した後は、男女とも加齢とともに低下します。

　貧血は、赤血球恒数によって大きく分類し、さらに原因を把握する検査を行って診断することが一般的です（**表2**）。赤血球数、ヘモグロビン濃度、ヘマトクリット値（血液中に占める赤血球容積の割合）をもとに、MCV（平均赤血球容積）、MCH（平均赤血球ヘモグロビン量）、MCHC（平均赤血球

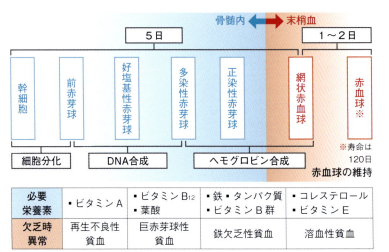

図❹ 赤血球の成熟過程（山本一彦，他：カラー図鑑 人体の正常構造と機能Ⅶ 血液・免疫・内分泌 第2版．日本医事新報社，東京，2012／溝口 徹：貧血に対する栄養アプローチ．治療，85（11）：2985-2992，2003より引用改変）

表❶ 貧血の診断

	ヘモグロビン濃度
成人男性	14 g/dL 未満
成人女性	12 g/dL 未満
妊娠中	11 g/dL 未満
高齢者	11 g/dL 未満

表❷ 貧血の分類

赤血球恒数による分類	小球性低色素性貧血 （MCV ≦80、MCHC ≦30）	正球性貧血 （MCV =80〜100、MCHC =31〜35）	大球性貧血 （MCV ≧101、MCHC =31〜35）
原因による分類	1. 鉄欠乏性貧血 2. 鉄芽球性貧血 3. 感染・炎症・腫瘍などに伴う貧血 4. 先天性トランスフェリン欠乏症 5. サラセミア	1. 急性の出血 2. 溶血性貧血 3. 二次性貧血 （腎臓疾患や内分泌疾患などに伴う貧血） 4. 骨髄疾患 （再生不良性貧血、骨髄低形成、腫瘍の転移・浸潤、骨髄異形成症候群など）	1. ビタミンB₁₂欠乏 （悪性貧血、胃切除術後など） 2. 葉酸欠乏・代謝異常 3. DNA合成異常 （先天性疾患、薬剤性など） 4. 肝障害に伴う貧血

ヘモグロビン濃度）を算出します。この赤血球恒数をもとに貧血を、小球性低色素性、正球性、大球性に分類します。

原因精査において、赤血球の分化、成熟と維持の過程に関与する因子について調べます（図3、4）。鉄欠乏状態の診断のためには、血清鉄、総鉄結合能（TIBC）、血清フェリチン（体内に貯蔵されている鉄の量を反映）を測定します。代表的な貧血としては、以下の1〜6のようなものがあります（表2）。

1．鉄欠乏性貧血

　ヘモグロビンの主要な材料である鉄が不足し、ヘモグロビンの合成が障害されて起こる貧血です。その原因には、鉄摂取量の不足（欠食・偏食、無理なダイエット）、鉄需要の増加（妊娠・授乳期、思春期女子）、過剰な鉄損失（月経過多や消化管からの出血）、吸収障害（胃酸の分泌不足）があります。鉄を食物から吸収するためには、胃酸の働きが必要です。

2．再生不良性貧血

　骨髄中の造血幹細胞が減少することにより、赤血球・白血球・血小板のすべての血球系が減少します（汎血球減少）。

3．巨赤芽球性貧血

　ビタミンB_{12}または葉酸の欠乏によってDNAの合成が障害され、正常な赤芽球が産生されず、異常な巨赤芽球が産生されるために起こる貧血です。ビタミンB_{12}の吸収には、胃粘膜で分泌されるビタミンB_{12}結合タンパク質内因子が必要です。悪性貧血は、胃粘膜の萎縮によって内因子が低下し、ビタミンB_{12}が欠乏することで生じる巨赤芽球性貧血の一種です。

4．溶血性貧血

　赤血球の寿命が約120日であるのに対し、赤血球の膜が早く壊れて、ヘモグロビンが流れ出して起こる貧血です。

5．腎性貧血

　主に腎臓で生成されて骨髄で作用する造血ホルモンのエリスロポエチンが、CKD（慢性腎臓病）によってその産生が低下するために発症します。

6．胃切除後貧血

　胃を切除することにより、胃酸と内因子が不足し、鉄とビタミンB_{12}の吸収が減じることで、鉄欠乏性貧血と巨赤芽球性貧血が起こります。胃の部分切除をした人の約35％、全摘した人の約70％に貧血が現れるといわれ、体内に蓄えられていた鉄やビタミンB_{12}が欠乏する、胃切除後3年以上経って生じることが多いとされます。

治療

　貧血を生じる原因となっている基礎疾患の治療が基本です。出血が原因であるならば、出血源を特定して止血する必要があります。赤血球の生成に必要な要素が欠乏している場合には、鉄、ビタミン、葉酸、エリスロポエチンなど不足したものを薬にて補充する必要があります（表3）。貧血の程度が重い場合や治療が困難な血液疾患では、原因疾患の治療と平行して、輸血も行われます。

鉄欠乏性貧血の治療

　鉄分は吸収されにくい物質であるために、毎日10mg以上の鉄分を含む食物を摂取する必要があります。また、閉経前の女性は、月経のために毎月およそ20〜25mgの鉄分を失っている計算となります。したがって、鉄欠乏性貧血は食事とのかかわりが大きく、1日3食、鉄分や造血に必要な成分を多く含むバランスのよい食事をすることが基本です。

表❸ 貧血の治療に用いる主な造血薬

	一般名	商品名	剤型
徐放鉄剤	硫酸鉄水和物	フェロ・グラデュメット	錠①
		テツクール	徐放錠
有機酸鉄	溶性ピロリン酸第二鉄	インクレミン	シロップ②
	フマル酸第一鉄	フェルム	カプセル③
	クエン酸第一鉄	フェロミア	錠④、顆粒
注射用鉄剤	含糖酸化鉄	フェジン	静注
ビタミンB6	ピリドキシン	アデロキシン	散
	ピリドキサール	ピドキサール	錠、注
		アデロキザール	散
ビタミンB12	ヒドロキソコバラミン	フレスミンS	注射液
	シアノコバラミン	ビタミンB12注"Z"	注
	メコバラミン	メチコバール	注射液
		コメスゲン	注射液
	コバマミド	コバマイド	錠
		ハイコバール	カプセル⑤
葉酸	葉酸	フォリアミン	散⑥、錠、注射液
エリスロポエチン	エポエチンアルファ	エスポー	注射液、皮下用
	エポエチンベータ	エポジン	注、皮下注
	ダルベポエチンアルファ	ネスプ	注射液
	エポエチンベータペゴル	ミルセラ	注

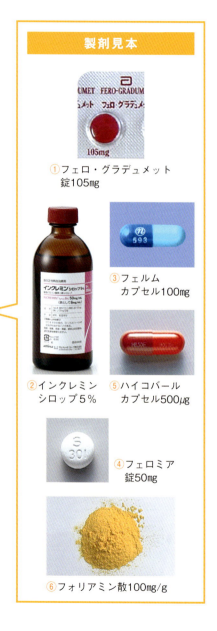

製剤見本

①フェロ・グラデュメット錠105mg
②インクレミンシロップ5%
③フェルムカプセル100mg
⑤ハイコバールカプセル500μg
④フェロミア錠50mg
⑥フォリアミン散100mg/g

表❹ 鉄剤との飲み合わせに注意する薬
- 制酸剤
- 抗菌薬：テトラサイクリン系
　　　　　ニューキノロン系
　　　　　一部のセフェム系
　　　　　（セフジニル）
- 甲状腺ホルモン製剤

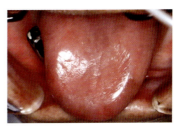

図❺　平滑舌

　しかしながら、食事療法だけでは貧血のすみやかな回復が困難な場合も多く、治療のために内服薬、もしくは注射による投薬が必要とされます。一般に、錠剤・顆粒・シロップ剤などの経口鉄剤（表3）を、ヘモグロビンと血清フェリチンの値が正常化して鉄が貯蔵できるまで、3〜6ヵ月服用します。鉄剤は、ビタミンCと併用することでその吸収率が高まり、副作用も軽減することが期待されます。経口鉄剤の副作用である消化器症状が強い場合には、静注療法に切り替えます。

鉄剤服用の際の注意点

　相互作用にて、鉄剤や薬の吸収が阻害されて作用が減弱するため、鉄剤との飲み合わせに注意を要する薬（**表4**）があります。このなかには、歯科で頻用される薬も含まれています。

　従来、鉄剤はタンニン酸含有食品（緑茶や紅茶）と一緒に服用することを避けるべきとされていました。最近では、服用する鉄の量に比べて、タンニン酸と結合する鉄の割合は少ないため、鉄剤と一緒にお茶を飲んだとしても、治療への影響は小さいと考えられています。

口腔症状

　貧血が進行すると、口腔・口唇粘膜が白くなって見えます。巨赤芽球性貧血や鉄欠乏性貧血の部分症状として、舌背の乳頭が消失して平滑となる萎縮性の舌炎（平滑舌、**図5**）や、それに伴う舌の疼痛、また口渇がみられる場合があります。

Column　貧血と低血圧

　歯科治療中に患者さんの気分が悪くなるのは、貧血が起きているからでしょうか。実は、血圧の低下（低血圧）が原因です。血圧が低下すると、脳への血流が不足して酸素不足になります。貧血と低血圧には、立ちくらみやめまいなどを起こしやすい、朝起きられない、疲れやすいなどの共通の症状があります。これらの症状は、脳が酸素不足になって起こります。原因をきちんと見極め、正しく対応しましょう。

【参考文献】
1）浦部晶夫, 他（編）：今日の治療薬2016. 南江堂, 東京, 2016.
2）泉 孝英（編）：ガイドライン外来診療2016. 日経メディカル開発, 東京, 2016.

02 がん

　がんは、無秩序に増殖する細胞が、周囲の組織への浸潤や転移を来すものです。上皮由来の癌と肉腫・血液腫瘍とを合わせて、がんと呼ばれます。新たにがんと診断される日本人は年間約75万人に上り、また年間約36万人が、がんで亡くなっています（死因の第1位）。

　がん治療の柱は、手術療法、放射線療法と抗がん剤（抗悪性腫瘍薬）を用いた薬物療法です。抗がん剤の多くは、がんの細胞分裂する過程（細胞周期）に働きかけ、細胞の増殖を妨げるものです。なかには、細胞周期とは無関係に、細胞に傷害を与える薬もあります。抗がん剤は、分子構造や作用機序によって分類されます（表1）。

分子標的治療薬

　分子標的治療薬は、がん細胞が有する特異的な物質（分子）に狙いを定めた抗がん剤で、がん薬物療法の主流となりつつあります。新たに開発される抗がん剤の大半を分子標的治療薬が占めるようになっています。これに対し、従来の抗がん剤は、殺細胞性抗悪性腫瘍薬と呼ばれて大別されます。

　抗がん剤は、がん細胞と正常細胞とのわずかな

表❶　抗がん剤の分類

アルキル化薬	マスタード類、ニトロソウレア類、他
代謝拮抗薬	葉酸系、ピリミジン系、プリン系、他
抗腫瘍性抗生物質	アントラサイクリン系、他
微小管阻害薬	ビンカアルカロイド、タキサン、他
ホルモン類似薬	アロマターゼ阻害薬、抗エストロゲン薬、他
白金製剤	
トポイソメラーゼ阻害薬	トポイソメラーゼⅠ、Ⅱ阻害薬
生物製剤（サイトカイン）	インターフェロン、インターロイキン
分子標的治療薬	抗体、小分子、レチノイド
非特異的免疫賦活薬	

図❶ 従来の抗がん剤と分子標的治療薬の違い

表❷ がん化学療法の目的

- 血液腫瘍など高感受性腫瘍に対する化学療法
- 術前化学療法
- 術後化学療法
- 治癒切除不能な固形がんに対する化学療法

違いによって治療効果を示すもので、がん細胞に作用すれば効果となって表れ、正常細胞に作用すれば有害事象（副作用）となります。

がん細胞以外の正常細胞でも、造血細胞、口腔粘膜や消化管粘膜上皮細胞、毛根細胞などは頻回に細胞分裂をしているため、抗がん剤の作用を受けやすくなっています。殺細胞性抗悪性腫瘍薬は、これらの細胞にも作用するため、骨髄抑制や口腔粘膜炎などの副作用が強く発現します。これに対し、分子標的治療薬は正常細胞に与えるダメージを少なくすることができます（**図1**）。ただし、分子標的治療薬にも特有の副作用があります。

治療の目的

抗がん剤を用いた治療（がん化学療法、がん薬物療法）の目的は、血液腫瘍と固形がんでは異なります。血液腫瘍では、抗がん剤の治療によって長期の寛解が可能となり、治癒を目指すことも可能です。これに対して、固形がんでは、生存期間の延長とQOLの向上が目的で、多くの場合がん化学療法単独で治癒を目指すことはできません。

そのため、放射線治療との併用や、手術前・手術後に化学療法を組み合わせることで、治療効果の増強を目指すことが行われています（**表2**）。

表❸ 血液腫瘍の代表的な化学療法

疾患		レジメン名	併用する薬剤
急性白血病	AML	idarubicin-Ara-C 療法	イダルビシン、シタラビン
		DNR-Ara-C 療法	ダウノルビシン、シタラビン
		Ara-C 大量療法	シタラビン
	APL	AIDA 療法	トレチノイン、イダルビシン
	高齢者 AML	CAG 療法	シタラビン、アクラルビシン、フィルグラスチム
	ALL	L-AdVP 療法	L-アスパラキナーゼ、ドキソルビシン、ビンクリスチン、プレドニゾロン
悪性リンパ腫		CHOP 療法	シクロホスファミド、ドキソルビシン、ビンクリスチン、プレドニゾロン
		R-CHOP 療法	リツキシマブ併用
		rituximab 療法	リツキシマブ
ホジキンリンパ腫		ABVD 療法	ドキソルビシン、ブレオマイシン、ビンブラスチン、ダカルバジン
多発性骨髄腫		TD 療法	サリドマイド、デキソメタゾン
		VD 療法	ボルテゾミブ、デキサメタゾン
		MPV 療法	ボルテゾミブ、メルファラン、プレドニゾロン

抗がん剤の選択

がん化学療法は、がんの分類とその性状、病期（ステージ）にもとづいて、前治療歴、全身状態や年齢、各臓器の機能、合併症なども含めて総合的に検討して決定されます。効果や副作用は個人差が大きく、これは主にがんの DNA や体質の違いによるものと考えられています。

現在では、がん細胞や患者の血液から、使用する薬剤の効果の有無を、投与前にある程度診断する技術が進み、個別化治療が可能となってきました。がんの種類別に、大規模比較試験成績に基づいた単剤もしくは複数の薬剤を組み合わせた治療法が提示されています（表3、4）。

効果判定

固形がんの治療効果判定には、CT・MRI などの画像診断による腫瘍の縮小率を基にした奏効率が用いられます。腫瘍マーカーも判断の一材料となります。通常ヨーロッパがん研究治療学会による RECIST ガイドラインにもとづいて判定されます（表5）。血液腫瘍では、血液検査や骨髄検査が用いられます。

表❹　固形がんの代表的な化学療法

臓器	レジメン名	併用する薬剤名
頭頸部がん	FP	フルオロウラシル、シスプラチン
食道がん	FP	フルオロウラシル、シスプラチン
	DCF	ドセタキセル、シスプラチン、フルオロウラシル
胃がん	SP	S-1、シスプラチン
	XP/T	カペシタビン、シスプラチン、トラスツズマブ
	DCS	ドセタキセル、シスプラチン、S-1
	weekly paclitaxel	パクリタキセル
	SOX	S-1、オキサリプラチン
大腸がん	FOLFOX	フルオロウラシル、レボホリナート、オキサリプラチン
	FOLFIRI	フルオロウラシル、レボホリナート、イリノテカン
	XELOX	カペシタビン、オキサリプラチン
	IRIS	イリノテカン、S-1
膵がん	GEM	ゲムシタビン
	FOLFIRINOX	オキサリプラチン、イリノテカン、フルオロウラシル、レボホリナート
	GEM + abraxane	ゲムシタビン、パクリタキセル（アルブミン懸濁型）
小細胞肺がん	PE	シスプラチン、エトポシド
	IP	イリノテカン、シスプラチン
非小細胞肺がん	TC	パクリタキセル、カルボプラチン
	GP	ゲムシタビン、シスプラチン
	PC	ペメトレキセド、シスプラチン
乳がん	AC	ドキソルビシン、シクロホスファミド
	FEC	フルオロウラシル、エピルビシン、シクロホスファミド
	DTX	ドセタキセル
	PTX	パクリタキセル
尿路がん	MVAC	メトトレキサート、ビンブラスチン、ドキソルビシン、シスプラチン
精巣腫瘍	BEP	ブレオマイシン、エトポシド、シスプラチン
卵巣がん	TC	パクリタキセル、カルボプラチン

表❺ 抗がん剤の治療効果判定のためのガイドライン（標的病変［RECIST JCOG 版］）

標的病変の判定基準	CR＝Complete Response（完全奏効、著効）	腫瘍の消失が4週間以上続いた場合
	PR＝Partial Response（部分奏効、有効）	腫瘍の最長径の和の30％以上が縮小
	SD＝Stable Disease（安定）	PRとPDどちらの基準も満たさない
	PD＝Progressive Disease（進行）	腫瘍の最長径の和が20％以上増加

副作用と支持療法

　抗がん剤による副作用は、抗がん剤や患者によって差があり、また発現する時期は症状によって異なります。起こり得る副作用とその発現時期を図2に示します。副作用の程度は、有害事象共通用語規準 v4.0日本語訳 JCOG 版（CTCAE v4.0 - JCOG）によって評価されます。がん化学療法の際には、副作用が生じることを前提に、有害事象を最小限にして長期間の治療継続させるように支持療法が行われます。吐き気・嘔吐に対する制吐剤や、骨髄抑制による白血球減少症に対するG-CSF 製剤の投与はその代表です。

口腔に発現する抗がん剤の副作用

　抗がん剤は、通常静脈点滴注射もしくは内服薬にて投与されます。動注療法が選択される場合もあります。外来化学療法としても行われており、抗がん剤治療中やその休薬期間中に、患者が歯科を受診されることがあります。抗がん剤による治療の内容や副作用の発現時期を把握するとともに、患者の全身状態や口腔に発現する副作用を確認する必要があります（表6）。

　口腔粘膜炎の発生頻度は高く、骨髄抑制を生じる固形がんの化学療法で25〜55％、血液腫瘍の大量化学療法や造血幹細胞移植前には80％以上と報告されています。高頻度に口腔粘膜炎を生じる抗がん剤を表7に示します。口腔粘膜炎は、患者のQOLを下げるだけでなく、経口摂取を妨げて低栄養や脱水を引き起こしたり、二次感染を起こす場合があります。

　がん化学療法中は、骨髄抑制による易感染状態に加えて、口腔内の清掃が困難となり、歯性感染症の発生率が高く、重篤化して全身感染症へと波及する場合があります。歯性感染症や口腔粘膜炎の増悪は、化学療法の中断や内容の変更を余儀なくする場合があり、がん治療そのものに支障を来すリスクとなります。副作用発現中は観血的処置

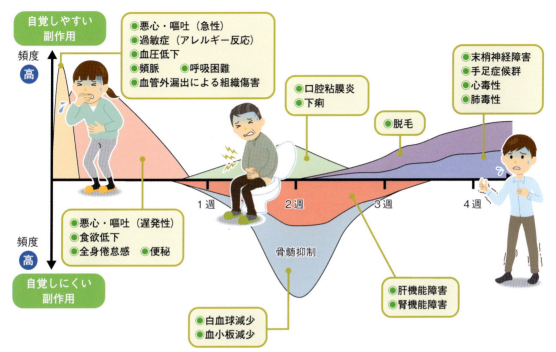

図❷ がん化学療法において起こり得る副作用とその発現時期（岐阜県がん患者支援情報提供サイト ぎふがんねっとHPより引用改変）

表❻ 口腔に発現する抗がん剤の副作用

●口腔粘膜炎	●味覚異常
●歯性感染症	●口腔乾燥症

を伴う歯科治療が困難であるため、抗がん剤投与の前に、歯性感染病巣の除去やブラッシング指導などで口腔環境を整えることが重要です。

【参考文献】
1) 福田隆浩, 上野尚雄：がん薬物療法. 金子明寛, 他（編）：歯科におけるくすりの使い方2015-2018. デンタルダイヤモンド社, 東京, 2014.
2) 浦部晶夫, 他（編）：今日の治療薬2016. 南江堂, 東京, 2016.

表❼　口腔粘膜炎の発症頻度が高い抗がん剤

分類	一般名	商品名	剤型
アルキル化薬	シクロホスファミド	エンドキサン	錠①、経口用原末、注射用
	メルファラン	アルケラン	錠②、静注用
	ブスルファン	マブリン	散③
代謝拮抗薬	メトトレキサート	メソトレキセート	錠④、注射用、点滴静注液
	5-Fu フルオロウラシル	5-FU	錠⑤、注、軟膏
	S-1	TS-1	配合カプセルT、配合顆粒T、配合OD錠T⑥
	カペシタビン	ゼローダ	錠⑦
	ヒドロキシカルバミド	ハイドレア	カプセル⑧
	シタラビン	キロサイド	注
	ゲムシタビン	ジェムザール	注射用
抗腫瘍性抗生物質	ブレオマイシン	ブレオ	注射用
	ドキソルビシン	アドリアシン	注用
	ダウノルビシン	ダウノマイシン	静注用
	アクチノマイシン	コスメゲン	静注用
微小管阻害薬	パクリタキセル	タキソール	注射液
	ドセタキセル	タキソテール	注
白金製剤	シスプラチン	ランダ	注
	カルボプラチン	パラプラチン	注射液
トポイソメラーゼ阻害薬	エトポシド	ラステット	Sカプセル⑨、点滴静注
		ベプシド	カプセル、注
分子標的治療薬	エベロリムス	アフィニトール	錠⑩、分散錠
	テムシロリムス	トーリセル	点滴静注液

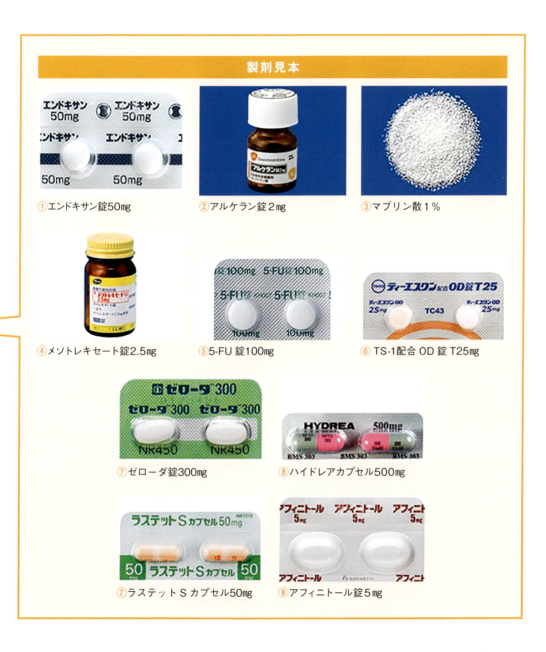

topic ❷

女性ホルモン療法

エストロゲンとプロゲステロン

　女性ホルモンは、生理や月経、妊娠といった女性特有の体の変化をコントロールしており、エストロゲン（卵胞ホルモン）とプロゲステロン（黄体ホルモン）があります。

　エストロゲンは、女性らしさを保つためのホルモンで、子宮や乳房などを発達させる役目はもちろん、自律神経、皮膚や骨、粘膜、筋肉や関節、脳の働きにも影響を及ぼします。

　プロゲステロンは、いわば妊娠ホルモンで、体温を上げる働きをもつことも知られています。卵巣で分泌される女性ホルモンは、脳の視床下部より指令を受けた下垂体から分泌される、FSH（卵胞刺激ホルモン）とLH（黄体化ホルモン）によって制御されます（図1）。

女性ホルモン製剤

　女性ホルモン製剤は、女性ホルモンを人工的に生成して配合された薬です。女性ホルモンの分泌バランスが崩れると、体にさまざまな不調を来たします。

　この婦人科系の疾患を治療するために、疾患によって異なるホルモン製剤を用いた女性ホルモン療法が行われています（表1、2）。ホルモン療法は、内分泌療法と呼ばれることもあります。

図❶　女性ホルモンとその制御

表❶　女性ホルモン療法の対象疾患

- 子宮体がん
- 乳がん
- 子宮筋腫
- 子宮内膜症
- 生理周期にかかわる
  - 生理不順
  - 月経前症候群
  - 更年期障害
- 不妊治療

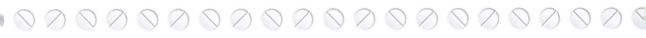

表❷　代表的な女性ホルモン製剤と適応疾患①

	分類	一般名	商品名	剤型
子宮体がん	プロゲステロン剤	メドロキシプロゲステロン酢酸エステル	ヒスロン	錠
			プロベラ	錠
乳がん	抗エストロゲン剤	タモキシフェンクエン酸塩	ノルバデックス	錠
		トレミフェンクエン酸塩	フェアストン	錠
	LH-RHアゴニスト製剤	ゴセレリン酢酸塩	ゾラデックス	皮下注
		リュープロレリン酢酸塩	リュープリン	注射用
	アロマターゼ阻害剤	アナストロゾール	アリミデックス	錠
		エキセメスタン	アロマシン	錠
子宮筋腫	GnRHアゴニスト・アンタゴニスト	リュープロレリン酢酸塩	リュープリン	注射用
		ブセレリン酢酸塩	スプレキュア	点鼻液
子宮内膜症	エストロゲン・プロゲステロン配合剤	ノルゲストレル・エチニルエストラジオール配合	プラノバール	配合錠
		エチニルエストラジオール・ノルエチステロン配合	ルナベル	配合錠
		エチニルエストラジオール・ドロスピレノン配合	ヤーズ	配合錠
月経不順・月経前症候群	第1世代	エチニルエストラジオール・ノルエチステロン配合	オーソM	錠
			オーソ777	錠
			シンフェーズ	錠
	第2世代	エチニルエストラジオール・レボノルゲストレル配合	トリキュラー	錠
			アンジュ	錠
			ラベルフィーユ	錠
	第3世代	デソゲストレル・エチニルエストラジオール配合	マーベロン	錠
			ファボワール	錠
更年期障害	エストロゲン単剤	結合型エストロゲン	プレマリン	錠
		エストラジオール	ジュリナ	錠
			エストラーナ	テープ
			ディビゲル	ゲル
			ル・エストロジェル	ゲル

表❷ 代表的な女性ホルモン製剤と適応疾患②

	分類	一般名	商品名	剤型
更年期障害	エストロゲン単剤	エストリオール	エストリール	錠、膣錠
	プロゲステロン単剤	メドロキシプロゲステロン酢酸エステル	ヒスロン	錠
			プロベラ	錠
	エストロゲン・プロゲステロン配合剤	エストラジオール・レボノルゲストレル配合	ウェールナラ	配合錠
		エストラジオール・酢酸ノルエチステロン配合	メノエイド	コンビパッチ
不妊治療	排卵誘発剤	シクロフェニル	セキソビット	錠
		クロミフェンク塩酸塩	クロミッド	錠
	プロゲステロンを含むホルモン製剤	ジドロゲステロン	デュファストン	錠
		クロルマジノン酢酸エステル	ルトラール	錠

子宮体がん

子宮体がんは、子宮内膜内の異常をもとに発生します。その発生・増殖には、プロゲステロンが大きく関与しているため、ホルモン療法として、不足しているプロゲステロンを補うために、メドロキシプロゲステロン酢酸エステルの服用を行います。

乳がん

エストロゲンは、ホルモン依存性の乳がんの増殖を促すことが知られています。抗エストロゲン剤は、エストロゲンがエストロゲン受容体(ER)と結合するのを妨げることによって乳がんの増殖を抑える作用をもつ、標準的なホルモン療法薬です。

卵巣機能が働いている閉経前の人では、がんの増殖を促すエストロゲンは主に卵巣で作られます。LH-RHアゴニストは、卵巣でエストロゲンをつくることを促す黄体化ホルモンの働き(図1)を抑える作用によって、体内のエストロゲンの量を減らして、乳がんの増殖を抑えます。閉経前の患者さんでは、LH-RHアゴニストと抗エストロゲン剤を併用することが、標準治療の1つになっています。

卵巣機能が低下した閉経後の人では、乳がんの増殖を促すエストロゲンは、副腎から分泌された男性ホルモンをもとに脂肪組織などで作られます。アロマターゼ阻害剤は、男性ホルモンからエストロゲンを作る際に必要な酵素(アロマターゼ)の働きを抑制することによって、乳がんの増殖を抑えます。

月経不順・月経前症候群

経口避妊薬（ピル、OC製剤）は、エストロゲンとプロゲステロンの合剤で、体のホルモンバランスを妊娠しているときのような状態にして排卵を抑制する薬です。ほぼ100％の避妊効果が得られます。

OC製剤の基本は、21日間の実薬服薬と7日間の休薬で、21錠がすべて同じホルモン量の1相性と3段階に変わる3相性があります。月経不順や月経前症候群（PMS）のホルモン療法には、低用量OC製剤が用いられます。含まれるプロゲステロンの種類によって第1世代から第3世代までに分類されています。

更年期障害

エストロゲンやプロゲステロンの分泌量は加齢とともに減少し、その変化に体がついていけずにさまざまな不調が現れるのが更年期障害です。

不調が著しい場合には、ホルモン補充療法（HRT）が行われます。症状や体質に合わせて、エストロゲン単体かプロゲステロン単体、もしくは2つを一緒に投与するかが選択されます。剤型として、経口薬、貼付薬と塗布薬タイプなどがあります。

子宮筋腫・子宮内膜症

子宮筋腫や子宮内膜症は女性ホルモンの影響を受けて増殖・肥大化します。そのため、体内のエストロゲンとプロゲステロンを増やすことで、脳に「妊娠した」と勘違いさせてホルモンの分泌をストップさせ、増殖・肥大化を抑えて症状の緩和を図ります。

不妊治療

不妊治療においては、排卵機能に障害があれば排卵誘発剤、着床に障害があればプロゲステロンを含むホルモン製剤（黄体ホルモン製剤）が用いられます。

副作用

ホルモン製剤による一般的な副作用には**表3**のようなものがあります。これらの症状は、更年期障害や自律神経失調症とよく似ています。稀ですが、静脈血栓症など重篤な副作用が発症することもあります。

表❸　ホルモン療法の一般的な副作用

- 発疹
- 顔のむくみ
- 食欲不振
- 頭痛、めまい、肩こり
- 身体のだるさ
- 発汗、発熱など
- 吐き気
- のぼせ

【参考文献】
1）浦部晶夫, 他（編）：今日の治療薬2016. 南江堂, 東京, 2016.

topic ❸

歯科における薬

耐性菌の助長と One Health

歯科においても、歯肉膿瘍などの感染症および抜歯後、歯周外科後の感染予防として抗菌薬が使われます。のどが痛い、鼻汁が出ると内科へ行った際も抗菌薬が処方されます。日本の抗菌薬の消費は、90％が経口剤で、ペニシリン系薬の処方が少なく、フロモックス®、メイアクト®、セフゾン®、トミロン®などの第3世代のセフェム系薬、クラリス®、ジスロマック®などのマクロライド系薬およびクラビット®、グレースビット®などのニューキノロン系薬の消費が多いのが特徴です。

ペニシリンを発見したフレミングは、1945年のノーベル医学生理学賞講演で、「ペニシリンを商店で買うように、多くの人が自由に必要量以下で使用することは耐性菌を生み出す」と講演しています。耐性菌と抗菌薬消費量は関連があります。すなわち、抗菌薬に暴露された細菌は、耐性菌となる確率が高くなります。MRSA（メチシリン耐性黄色ブドウ球菌）が出現しても、抗MRSA薬が開発されたように、私たちは、細菌感染症はコントロールできると信じてきました。

現在、最も抗菌力の強い薬剤にカルバペネム系注射薬があります。しかし、カルバペネム系薬に対して耐性の菌が増えています。カルバペネム系薬より抗菌力の強い薬剤はありません。いま世界中で、薬剤耐性菌で死亡する人は年間70万人です。がんで死亡する年間820万人に比べれば1/10以下です。2050年には耐性菌で死亡する人は1,000万人を超すといわれています。

耐性菌の出現と蔓延を防ぐには、医療機関だけではなく、環境、食品、家畜を含めた対策が必要です（ブロイラー、牛、豚など家畜の抗生剤の消費は人より体重が大きいので多いです）。世界保健機関（WHO）は、耐性菌に対するアプローチとして、人が服薬する薬だけでなく、人―動物―環境を含めた対策戦略として、「One Health」を掲げています（表1、2）。

薬剤耐性アクションプランと歯科治療

わが国でも、2020年までに医療機関において1日抗菌薬使用量を2013年の2/3に減少させ、最もよく使用される経口セフェム系薬、マクロライド系薬およびニューキノロン系薬を50％削減する目標設定が、伊勢志摩サミット前の2016年4月に決定されました。

耐性化に歯止めをかけるためには、①広域抗菌薬の過剰使用、②不適切な投与期間を改める必要があります。日本感染症学会・日本化学療法学会発行のJAID/JSC感染症治療ガイド2016を紹介

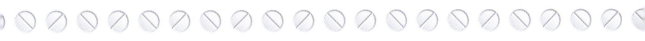

表❶ One Health

2050年には、耐性菌で死亡する人は1,000万人を超すといわれています

耐性菌の出現と蔓延を防ぐには医療機関だけでなく、環境、食品、家畜を含めた対策が必要です

表❷ 淋菌から結核まで多種多様の耐性菌

- メチシリン耐性黄色ブドウ球菌（MRSA）
- バンコマイシン耐性腸球菌（VRE）
- 多剤耐性緑膿菌（MDRP）
- 多剤耐性アシネトバクター（MDRA）
- 基質特異性拡張型βラクタマーゼ（ESBL）産生菌
- カルバペネム耐性腸内細菌（CRE）
- 耐性淋菌
- 多剤耐性結核菌（MDR-TB）

表❸ 第1群歯周組織炎、第2群歯冠周囲炎（参考文献[2]より引用改変）

●第一選択薬

サワシリン	1回1錠	1日3〜4回	3〜7日間
ジスロマック	1回2錠	1日1回	3日間

●第二選択薬

グレースビット	1回2錠	1日1〜2回	3〜7日間
ファロム	1回1錠	1日3回	3〜7日間

表❹ 第3群顎炎（参考文献[2]より引用改変）

●第一選択薬

サワシリン	1回1錠	1日3〜4回	3〜7日間
オーグメンチン*	1回1錠	1日3〜4回	3〜7日間

＊βラクタマーゼ阻害剤配合ペニシリン（保険適応外）

●第二選択薬

グレースビット	1回2錠	1日1〜2回	3〜7日間
ダラシン	1回1錠	1日4回	3〜7日間

します（**表3、4**）。軽症、中等症の多い1群および2群はペニシリン系薬のサワシリン®を中心に、歯周炎の急性症状および智歯周囲炎ではマクロライド系薬のジスロマックが推奨され、重症例の顎炎ではサワシリンの1回投与量を増やすか、嫌気性菌はペニシリン、セフェム分解酵素（βラクタマーゼ）を産生するため、阻害剤配合のペニシリン剤であるオーグメンチン®またはβラクタマーゼに分解されないニューキノロン系薬のグレースビットが推奨されています[1]（**表3、4**）。

ヘモフィルスインフルエンザ（小児中耳炎などの原因菌）など、グラム陰性菌まで抗菌力がある第3世代のセフェム系薬（フロモックス、メイアクト、セフゾン、トミロンなど）は、次世代のために、歯科では推奨薬から除外されています。

抜歯などの術後感染予防抗菌薬については、日本化学療法学会・日本外科感染症学会編集の術後感染予防抗菌薬適正使用のための実践ガイドラインを紹介します（**表5**）。表3、4の感染症治療薬と同様にペニシリン系薬が推奨されています[3]。

表❺ 歯科小手術予防投与薬（参考文献3)より引用改変）

術式	抗菌薬	投与期間
インプラント	サワシリン	単回 1時間前服薬
智歯抜歯	サワシリン オーグメンチン	単回〜48時間
抜歯	サワシリン オーグメンチン	単回〜48時間
リスクない抜歯	―	

表❻ 主な抗菌薬の相互作用

- ペニシリン系薬
  経口避妊薬の濃度低下
- セフェム系薬
  セフゾンは鉄剤と併用でセフゾンの濃度が1/10
  セフゾン制酸剤で吸収阻害
- キノロン系薬
  制酸剤、鉄剤との併用で吸収阻害
  ロメバクト、バレオンとフロベン、ロピオンは痙攣

投与期間が単回から48時間までと、「お薬を3日間出しておきます」の概念がなくなったことは、特筆すべきことと思います。

薬剤の相互作用

適切な投与方法を学んだ後は、薬剤の相互作用を学習します。表6で注意したいのは、ニューキノロン系薬のロメバクト®およびバレオン®は痙攣を誘発するので、消炎鎮痛剤のフロベン®、ロピオン®と併用禁忌ということです。しかし、ロメバクト、バレオンを処方する歯科医は少なく、ニューキノロンではクラビットまたはグレースビットを処方する先生が多いと思います。クラビットなどは消炎鎮痛剤との併用は禁忌ではなく、類薬で痙攣が認められたため、併用注意となっています。

マクロライド系薬のクラリスを処方される歯科医は多いです。同じマクロライド系薬のジスロマックは併用禁忌がありませんが、クラリスは表7に示すように、睡眠導入剤からED治療薬までたくさんあります。この理由は、クラリスが肝臓の薬物代謝酵素CYP3A4のみで代謝されるため、同時に服用した他の薬剤もこの酵素で代謝されると分解しきれなくなり、濃度が上がることによって副作用が出やすくなるためです。

抗菌薬の副作用とともに、抗真菌薬の副作用も学んでください。歯科で多く使われているフロリードゲル®、イトリゾール®などのアゾール系の抗真菌薬はクラリスと同じ理由、すなわち肝臓の代謝酵素が他の薬剤と重複するために併用禁忌であることが多いです。睡眠導入剤のハルシオン®では、フロリードゲルとの併用によってハルシオンの血中濃度が3倍、半減期が6倍となります。心停止もみられるので、禁忌となっています。アゾール系（フロリードゲル、イトリゾールなど）は多くの薬剤と併用禁忌ですので、ぜひ最新の情報を入手して学習してください。

表❼ クラリス・クラリシッドの併用禁忌

- オーラップ（統合失調症、小児の自閉性障害薬）
  心室性不整脈がみられる
- 片頭痛治療薬：ヘクト、クリアミン、ジヒテルゴット
  エルゴタミンの血中濃度上昇
- C型肝炎治療薬：スンベプラ、パニヘップ
- 勃起不全改善薬：タダラフィル（シアリス®）
- 睡眠導入剤：ベルソムラ

表❽ 鎮痛薬

- アセトアミノフェン（AAP）
  - 中枢に作用
  - 副作用が少ない
  - 鎮痛解熱作用
  - 大量服薬で肝障害
- 非ステロイド性消炎鎮痛薬（NSAIDs）
  - プロスタグランジン（PG）の合成抑制
  主な副作用
  消化性潰瘍、腎障害、アスピリン喘息、
  動脈管閉鎖による胎児死亡、骨髄障害

消炎鎮痛薬のポイント

歯科で処方される痛み止めは、カロナール®（アセトアミノフェン：AAP）とロキソニン®、ボルタレン®などの非ステロイド性消炎鎮痛薬（NSAIDs）に分別されます（表8）。

● カロナールの特徴

中枢に作用して鎮痛・解熱作用を発揮します。従来、カロナールでは痛みがとれないと患者さんにいわれていたのは1回量が少なかったためです。2011年から1日4gまで投与可能となり、カロナール500mg錠1回2錠服薬で、ロキソニンなどのNSAIDsと同等の効果が得られています。胃腸障害や腎機能障害が少なく、高齢者、妊娠の婦人には使用しやすいです。

NSAIDsのなかで胃腸障害や腎機能障害が少ないのは、COX-2阻害薬であるセレコックス®です。カロナールもアスピリン喘息は添付文書上禁忌ですが、NSAIDsよりは安全性は高いといわれています。ただし、アスピリン喘息手帳を持っているようなアスピリン喘息の既往の患者さんには、カロナールよりは非麻薬性鎮痛薬のソセゴン錠、ペンタジン錠を選択したほうがよいと思います。

投与量を増やしてNSAIDsと同様の鎮痛抑制効果をもったカロナールの弱点は過量投与による肝障害です。風邪薬の1ビンを1回に服薬してしまうような方では、肝臓障害や肝毒性が最も問題となります。アセトアミノフェン過量投与後8～24時間以内に、中和剤の投与が必要となります（表8）。

【参考文献】
1）JAID/JSC感染症治療ガイド・ガイドライン作成委員会編：JAID/JSC感染症治療ガイド2016. http://www.chemotherapy.or.jp/guideline/jaidjsc-kansenshochiryo_shisei.pdf.
2）JAID/JSC感染症治療ガイド・ガイドライン作成委員会：JAID/JSC感染症治療ガイド2014. ライフサイエンス出版，東京，2014.
3）公益社団法人日本化学療法学会／一般社団法人日本外科感染症学会編：術後感染予防抗菌薬適正使用のための実践ガイドライン. http://www.chemotherapy.or.jp/guideline/index.html.

おわりに

　本書は、歯科衛生士向け月刊誌DHstyleに「全身疾患別で学ぶくすりの知識」として2015～2016年の2年間にわたって連載した内容に、新たなトピックを加え、系統別にまとめたものです。

　書籍化にあたり、歯科医師や歯科衛生士が安心・安全で良質な歯科医療を提供するうえで、全身疾患とその治療薬の知識が必要であると感じたとき、診療室のチェアーサイドでも、病室のベッドサイドでも、すぐに役立てることを目的として、疾患ごとにわかりやすく解説しています。患者さんを診療する機会の多い疾患、歯科治療を行ううえで関心の高い疾患など、身近な疾患が中心であるため、なかには自分自身のために読みたい内容も含まれています。

　医療の進歩は著しく、新薬や新技術が開発されて、診断や治療に関する新しく質の高いエビデンスが得られ、ガイドラインが改訂されていきます。超高齢社会を背景に、今後も歯科医療を担っていくためには、こうした全身疾患の知識の習得は必須です。

　本書ではこうした医療情報を、歯科医療に携わる者の視点で、疾患の基本的な概念、治療、とくに薬物療法、口腔ケアも含めた歯科治療上の注意点として整理しました。連載初期の項目では、ガイドラインの改訂に伴い、治療薬に関して追記も行っています。

　歯科医療に携わる者は、「ものの形をとらえる」という視覚的なトレーニングを多く受けています。医療の現場で、医師を含めた多職種チームで活動する際にも、形態を把握する能力は長所として生きてきます。本書でもその特性を生かして、疾患の理解を進めるために、疾患の症状や特徴を、できるかぎり図で、可能であれば一つのイラストで表現しようと考えました。この意を汲んでいただいた、また視覚的なインパクトを考えてわかりやすいイラストを提供いただいた編集者の方々に深謝いたします。

2017年2月

川辺良一

索引 INDEX >>>

【ア行】
アセトアミノフェン……74, 78, 80, 107, 124, 167
アトピー性皮膚炎……134, 136
アナフィラキシー……134, 139
アルツハイマー型認知症……58, 59, 61, 62
アレルギー疾患……134, 135
アレルギー性鼻炎……134, 136
アレルゲン……120, 122, 134, 135, 137
アンジオテンシンⅡ受容体拮抗薬(ARB)……30, 31, 49
アンジオテンシン変換酵素(ACE)阻害薬……30, 31
安静時狭心症……40, 41, 42
医療・介護関連肺炎……116, 117, 118
インスリン……14, 17, 18, 19
インスリン製剤……17, 19
インターフェロン製剤……99
うつ(鬱)病……88
埋め込み式除細動器……36
エストロゲン……8, 11, 140, 160, 161, 162, 163
エリスロポエチン……49, 147, 149
嚥下障害……57, 65
炎症性腸疾患……108, 109, 110, 111
オーラルジスキネジア……64, 67

【カ行】
概日リズム睡眠障害……82, 86
潰瘍性大腸炎……110
活性型ビタミンD₃製剤……11, 12
過敏性腸症候群……108, 109, 110
花粉症……134, 135, 136, 137
カルシウム(Ca)拮抗薬……30
がん……52, 96, 104, 105, 109, 112, 116, 152, 153, 154, 155, 156, 157, 158, 160, 161, 162
肝炎……96, 97, 98, 99, 167
肝炎ウイルス……96, 97, 98, 99, 100
肝機能改善薬……99, 101
肝硬変……96, 97, 98, 99
関節リウマチ……10, 140, 142, 143
冠動脈……31, 40, 42
冠動脈血管形成術……42

期外収縮……34, 35
気管支拡張薬……118, 122, 128
気管支喘息……120, 125, 134
喫煙……10, 28, 40, 53, 83, 126
気分安定薬……90
気分障害……88
偽膜性腸炎……113
吸入ステロイド薬……122
狭心症……15, 40, 41, 42, 43
強直間代発作……70, 71, 75
胸部X線……118
気流制限……126
緊張型頭痛……76, 77, 80
くも膜下出血……52, 55
クローン病……109, 110
経口血糖降下薬……17, 18, 19
経口避妊薬……112, 163, 166
経鼻的持続陽圧呼吸療法……87
結合組織疾患……140
欠神発作……70, 75
血栓溶解療法……55
血流障害……77
言語障害……53, 57
降圧薬……29, 30, 31, 33, 48, 49
抗アレルギー薬……122, 123, 136, 138, 139
抗うつ薬……78, 79, 86, 89, 90, 91, 92
口渇……14, 15, 91, 151
抗肝炎ウイルス薬……99
抗がん剤……152, 153, 154, 156, 157, 158
抗凝固薬……37, 49, 54, 55, 56, 57
抗菌薬……19, 33, 37, 49, 74, 80, 99, 105, 107, 110, 112, 113, 116, 118, 119, 124, 130, 131, 139, 151, 164, 165, 166, 167
口腔粘膜炎……156, 157, 158
攻撃因子抑制薬……105
高血圧症……28, 40
抗血小板薬……37, 42, 54, 55, 56, 57
高血糖……14, 19, 46
膠原病……140, 141, 142, 143
抗甲状腺薬……22, 23, 24, 25

抗コリン薬……66, 68, 105, 106, 112, 119, 122, 123, 128, 129, 130
甲状腺……20, 21, 22, 23, 24
甲状腺機能亢進症……20, 22, 24
甲状腺機能低下症……20, 22, 23, 24, 25
甲状腺ホルモン……20, 21, 22, 23, 24, 151
甲状腺ホルモン薬……24, 25
抗精神病薬……60, 64, 86, 90, 92, 93, 94
抗てんかん薬……54, 72, 73, 74, 79, 80, 90
行動・心理症状……58, 59, 60
抗ドパミン薬……105, 106
更年期障害……160, 161, 162, 163
抗ヒスタミン薬……136, 137, 138
抗不整脈薬……37, 38
抗リウマチ薬……142, 143
誤嚥性肺炎……60, 116, 117, 118, 119
呼吸機能検査(スパイロメトリー)……121
骨吸収抑制薬関連顎骨壊死……13
骨髄抑制……74, 153, 156
骨粗鬆症……8, 10, 11, 12, 13
骨密度……10, 11
コリンエステラーゼ阻害薬……61, 62

【サ行】

再生不良性貧血……148, 149
在宅酸素療法……130
殺細胞性抗悪性腫瘍薬……152, 153
三環系抗うつ薬……89, 90
子宮筋腫……160, 161, 163
子宮体がん……160, 161, 162
糸球体ろ過量……46, 47
子宮内膜症……160, 161, 163
刺激伝導系……34
自己免疫疾患……22, 140, 143
支持療法……156
歯肉増殖……30, 33, 74
終夜睡眠ポリソムノグラフィー……87
術後感染予防抗菌薬……165
消化性潰瘍……102, 103, 104, 105, 106, 107, 167
硝酸薬……41, 42, 43, 44
小児喘息……120

女性ホルモン製剤……160, 161, 162
徐脈……34, 35
心筋梗塞……15, 40, 41, 42, 43, 46, 87
神経伝達物質……62, 64, 72, 86, 88, 90, 92, 112
神経保護薬(NMDA受容体拮抗薬)……61
人工透析療法……47
心電図……30, 34, 35, 36, 42, 54
睡眠時無呼吸症候群……87
睡眠障害……82, 86, 88
頭痛……29, 71, 76, 77, 78, 79, 80, 81, 82, 91, 146, 163
ステロイド(薬)……10, 110, 111, 122, 123, 128, 136, 137, 141, 142, 143
ステロイド外用薬……136, 138
脆弱性骨折……8, 10
赤血球……16, 49, 146, 147, 148, 149
セロトニン……77, 78, 80, 88, 90, 92, 94, 112
全身性エリテマトーデス……134, 140, 141, 143
喘息……82, 120, 121, 122, 123, 124, 125, 127, 134, 167
全般発作……70, 71, 75
喘鳴……120
双極性障害……88, 90

【タ行】

耐性菌……116, 118, 119, 164, 165
脱力発作……70, 75
中核症状……58, 59
長期管理薬(コントローラー)……122
腸内細菌……108, 113, 165
鉄欠乏性貧血……148, 149, 151
鉄剤……150, 151, 166
てんかん……54, 70, 72
統合失調症……92, 94, 167
糖尿病……14, 15, 16, 17, 19, 29, 31, 40, 46, 53
ドパミン……64, 66, 68, 92, 94
トリプタン系薬剤……78, 79, 80

【ナ行】

内視鏡検査……104, 108
ニトログリセリン舌下投与……43
乳がん……155, 160, 161, 162
認知症……58, 59, 60, 61, 62, 63, 119

脳梗塞……15, 29, 36, 52, 53, 54, 55, 58, 65
脳出血……52, 53, 55
脳卒中……46, 52, 53, 54, 57, 58, 87

【ハ行】
パーキンソン病……64, 65, 66, 119
パーキンソン病治療薬……64, 65, 66, 68
肺炎……15, 116, 117, 118, 127, 134, 142
橋本病……20, 23, 24, 134
バセドウ病……20, 22, 23
非ステロイド性消炎鎮痛薬……33, 49, 78, 79, 99, 102, 112, 120, 141, 167
ビスホスホネート製剤……11, 12, 13
ビタミン B_{12}……148, 149, 150
ヒト型抗 RANKL モノクローナル抗体製剤（デノスマブ）……13
非ビタミン K 阻害経口抗凝固薬……55
非ベンゾジアゼピン系薬……83, 86
び漫性甲状腺腫……20
貧血……46, 47, 49, 146, 147, 148, 149, 150, 151
頻脈……22, 23, 34, 35
腹痛……108, 109, 110, 112, 139
不随意運動……64, 66, 67
不整脈……34, 35, 36, 37, 47, 131, 167
部分発作……70, 71, 72, 75
不眠症……82, 83
プロゲステロン……160, 161, 162, 163
プロトンポンプ阻害薬……104, 105, 106
分子標的治療薬……152, 153, 158
ペースメーカー……36, 37
ヘモグロビン……16, 146, 147, 148, 149, 151
ヘリコバクター・ピロリ（H.pylori）感染……102
片頭痛……76, 77, 78, 79, 80, 167
ベンゾジアゼピン系……83, 84, 86
防御因子増強薬……104, 105
発作治療薬（リリーバー）……122
本態性高血圧……28, 29

【マ行】
末期腎不全……46, 47
慢性腎臓病……29, 46, 149

慢性閉塞性肺疾患……126
ミオクロニー発作……70, 71, 75
メラトニン受容体作動薬……83, 84, 86, 87
免疫抑制薬……112, 116, 142, 143

【ヤ行】
薬剤性腸炎……108, 112
薬剤の相互作用……166
有害事象……72, 78, 153, 156
抑うつ……88

【ラ行】
リウマチ性疾患……140, 143
利尿薬……30, 31, 32, 33, 48, 49
レニン－アンジオテンシン……49
労作性狭心症……40, 41, 42

【ABC】
ARONJ……13
B 型肝炎……96, 99
C 型肝炎……96, 99
CD……110
CKD……31, 46, 47, 48, 49, 149
COPD……126, 127, 128, 129, 130, 131
CPAP……87
GFR……46, 47
HbA1c……15, 16, 17
NOACs……55
NSAIDs……49, 78, 79, 80, 99, 102, 103, 104, 105, 107, 120, 124, 141, 167
One Health……164, 165
OTC 医薬品（市販薬）……79
PSG 検査……87
PTCA……42
RA……49, 140
UC……110
β 遮断薬……23, 30, 31, 33, 38, 43, 79, 80
β_2 刺激薬……125, 128, 129, 130, 131

●著者プロフィール

川辺良一（かわべ りょういち）

1956年	東京都生まれ
1982年	東京医科歯科大学歯学部 卒業
同年	横浜市立大学医学部 口腔外科学 入局
1995年	博士（医学）横浜市立大学
2000年	横浜市立大学医学部 専任助教授（口腔外科学）
2005年	聖路加国際病院歯科口腔外科 入職（部長）
2016年	大船中央病院 歯科口腔外科 部長
	東海大学・横浜市立大学 非常勤講師

- 日本口腔外科学会　専門医　指導医
- 日本歯科薬物療法学会　インフェクションコントロールドクター
- 口腔顔面神経機能学会　口唇舌感覚異常判定認定医

若手Dr & DHのための
全身疾患別で学ぶくすりの知識

発行日	2017年3月1日　第1版第1刷
著　者	川辺良一
発行人	濱野 優
発行所	株式会社デンタルダイヤモンド社
	〒113-0033 東京都文京区本郷3-2-15 新興ビル
	電話 = 03-6801-5810(代)
	http://www.dental-diamond.co.jp/
	振替口座 = 00160-3-10768
印刷所	能登印刷株式会社

Ⓒ Ryoichi KAWABE, 2017

落丁、乱丁本はお取り替えいたします

- 本書の複製権・翻訳権・上映権・譲渡権・公衆送信権（送信可能化権を含む）は㈱デンタルダイヤモンド社が保有します。
- ⓙCOPY 〈㈳出版者著作権管理機構 委託出版物〉
本書の無断複写は著作権法上での例外を除き禁じられています。複写される場合は、そのつど事前に㈳出版者著作権管理機構（TEL:03-3513-6969、FAX:03-3513-6979、e-mail:info@jcopy.or.jp）の許諾を得てください。